Bild

W0405185

Helga Köster/Volker Pudel

Gesund und für immer schlank

Ullstein

Helga Köster
ist freie Journalistin. Seit über 25 Jahren beschäftigt sie sich mit dem Thema »Gesunde Ernährung«. Ihre erste Tat 1972: die »Brigitte Diät« mit einer Buchauflage von 1,5 Millionen – ein Bestseller. Sie hat für BILD die neuesten wissenschaftlichen Kenntnisse in die Praxis umgesetzt. Das Resultat: der BILD-Eßbaukasten, ein ganz einfaches Ernährungssystem, entsprechende Rezepte und Tagesprogramme. Ihre Devise: Die beste Kur taugt nichts, wenn sie zu kompliziert ist und nicht schmeckt! Sie hat den Beweis geliefert.

Volker Pudel
ist Deutschlands bekanntester Professor für Ernährungspsychologie. Er ist Leiter der ernährungspsychologischen Forschungsstelle der Universität Göttingen und Vizepräsident der Deutschen Gesellschaft für Ernährung. Er beschäftigt sich seit 30 Jahren mit den Fragen des Ernährungsverhaltens, mit der Hunger-, Appetit- und Sättigungsregulation, mit den Grundlagen und Therapiemöglichkeiten von Übergewicht und anderen Eßstörungen. Er ist der wissenschaftliche Projektberater. Von ihm sind die psychologischen Tips, die Faustregeln für die, die Eßprobleme haben.

Wir danken den Firmen, die uns bei unserer Arbeit mit Forschungsergebnissen, Daten und Analysen unterstützt haben:

Gervais Danone
Heppinger
Knorr
Kraft
Langnese Iglo
Lieken

und der Firma Berndes, deren beschichtete Bratpfanne 350 Tests tadellos überstanden hat.

Bild

Helga Köster/Volker Pudel

Gesund und für immer schlank

Ullstein

Ullstein Taschenbuchverlag 2000
Der Ullstein Taschenbuchverlag ist ein
Unternehmen der Econ Ullstein List
Verlag GmbH & Co. KG, München
Originalausgabe

Umschlagkonzept: Buch und Werbung GmbH,
Berlin
Umschlaggestaltung: Volkmar Schwengle, BuW
Titelabbildung: Mauritius
Satz und Repro: LVD GmbH, Berlin
Gesetzt aus der Avant Garde
Druck und Weiterverarbeitung: Ebner Ulm
Printed in Germany
ISBN 3-548-42025-7

Inhalt

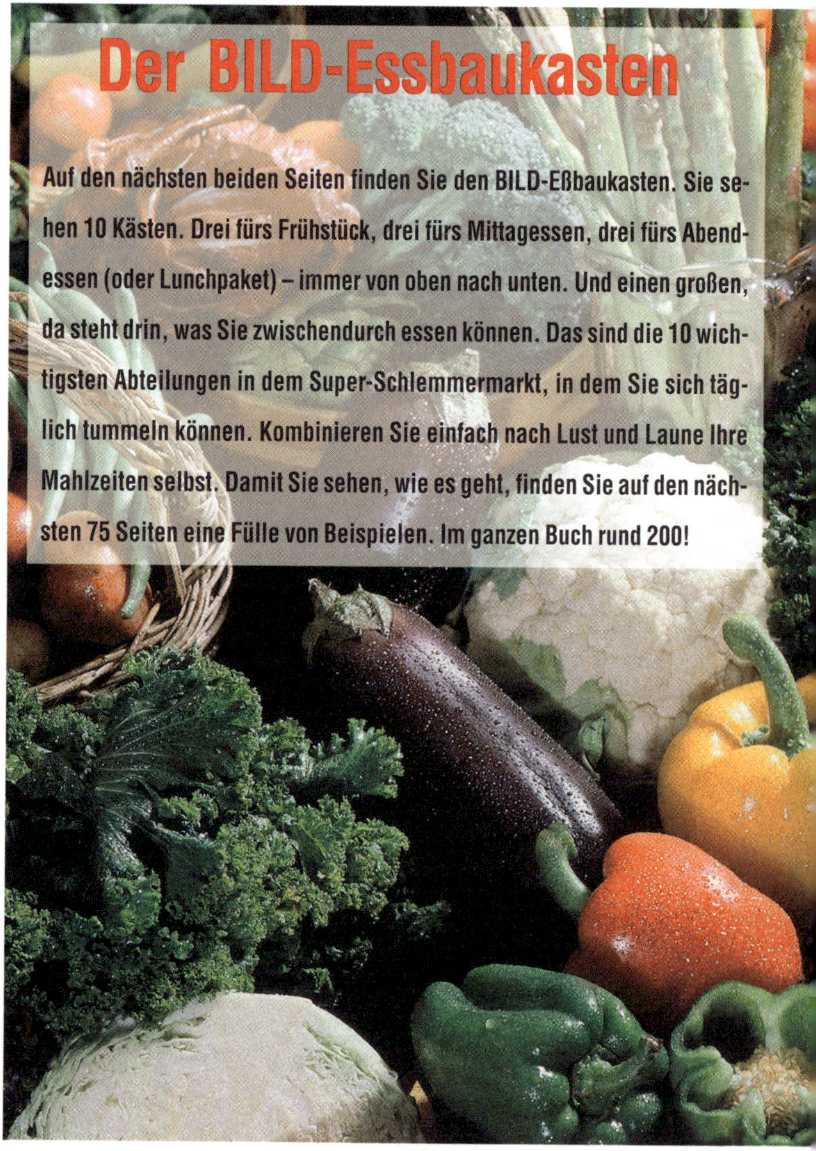

Der BILD-Essbaukasten

Auf den nächsten beiden Seiten finden Sie den BILD-Eßbaukasten. Sie sehen 10 Kästen. Drei fürs Frühstück, drei fürs Mittagessen, drei fürs Abendessen (oder Lunchpaket) – immer von oben nach unten. Und einen großen, da steht drin, was Sie zwischendurch essen können. Das sind die 10 wichtigsten Abteilungen in dem Super-Schlemmermarkt, in dem Sie sich täglich tummeln können. Kombinieren Sie einfach nach Lust und Laune Ihre Mahlzeiten selbst. Damit Sie sehen, wie es geht, finden Sie auf den nächsten 75 Seiten eine Fülle von Beispielen. Im ganzen Buch rund 200!

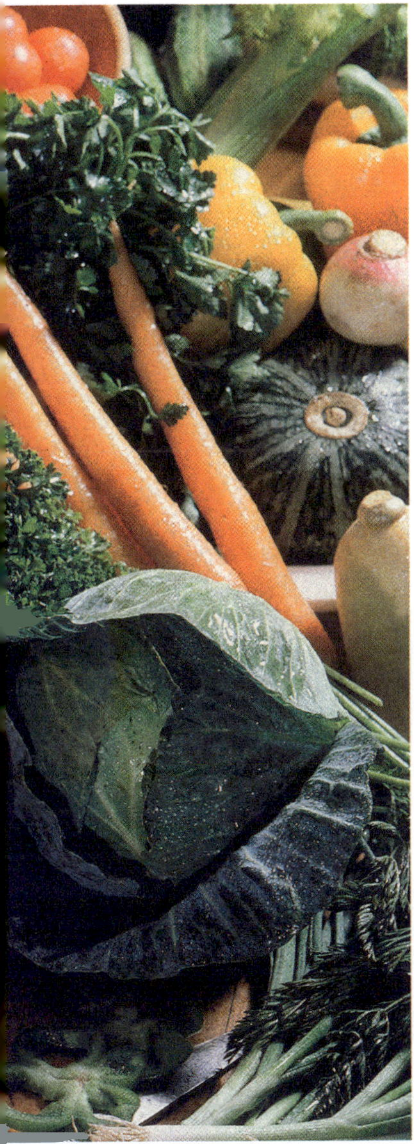

1 Essen Sie sich morgens, mittags und abends von oben nach unten durch die Kästen. Suchen Sie sich aus jedem der drei Kästen eine Zutat aus. Kombinieren Sie diese Zutaten zu einer leckeren Mahlzeit.

2 Gehen Sie bei der Zubereitung Ihrer Mahlzeiten sparsam um mit Fett und fetthaltigen Produkten (Streich- und Bratfett, fette Fleisch- und Wurstsorten). Je weniger Fett, desto schneller werden Sie schlank.

3 Berufstätige machen sich aus dem Abendessen ein Lunchpaket und nehmen das und noch mindestens zwei Extras mit an den Arbeitsplatz. Abends gibt es dann die warme Mahlzeit.

4 Es gibt unzählige Kombinationen – Rezeptbeispiele finden Sie auf den nächsten 75 Seiten und in der Kur für alle Fälle. Die mit dem ● gekennzeichneten Zutaten sind die Hauptbestandteile aus dem Baukasten.

FRÜHSTÜCK

1 Scheibe Käse/Aufschnitt
5 EL Magerquark
1 Becher Magermilchjoghurt
2 Tassen Buttermilch
Kefir o. Dickmilch
1 Ei

1 kleine Portion Brot
o. Brötchen
4 EL Müsli, Haferflocken,
Cornflakes,
Frühstücksflocken
1 EL Nüsse
oder Samen

1 Portion Obst
1 Portion Gemüse

MITTAGESSEN

150 g Fleisch, Fisch
o. Geflügel
3 Scheiben Käse
5 EL Magerquark
1 Portion Hülsenfrüchte

3 Kartoffeln
1 Portion Reis
1 Portion Nudeln
1 große Portion Brot
o. Brötchen

1 Portion Salat
1 Portion Gemüse
1 Portion Hülsenfrüchte

ABENDESSEN oder LUNCHPAKET

2 Scheiben Käse
oder Aufschnitt
50 g Fleisch, Fisch oder Geflügel
5 EL Magerquark
1 Becher Magermilchjoghurt
2 Eier
1 Portion Hülsenfrüchte

3 Kartoffeln
1 Portion Reis
1 Portion Nudeln
1 Portion Brot
o. Brötchen

1 Portion Salat
1 Portion Gemüse
1 Portion Hülsenfrüchte

EXTRAS

Das dürfen Sie zwischendurch essen

- fettarme Milch- und Sauermilchprodukte
- Obst (Äpfel, Birnen, Bananen, Apfelsinen, Ananas, Kiwis, Beeren- und Steinobst)
- Gemüse (Tomaten, Radieschen, Gurke, Paprikaschoten, Kohl, Wurzel- und Blattgemüse, Hülsenfrüchte)
- Salate mit leichten Saucen (ohne Öl und Mayonnaise)
- Beilagen (Kartoffeln, Nudeln und Reis)
- Getreideprodukte (Vollkorn- und Mischbrot, Brötchen, Knäckebrot, Müsli, Cornflakes o. andere Frühstücksflocken)

☛ Wenn Sie von den angegebenen Mengen für die drei Hauptmahlzeiten nicht satt werden, können Sie die Zutaten in jedem Kasten je nach Pfeilrichtung verändern:

▼ Hier kann es mehr sein, wenn Sie großen Hunger haben.
▲ Hier kann es weniger sein – besonders Fleisch, wenn Sie kleinen Hunger haben.

- Portionsgrößen finden Sie im Kapitel »Tips & Tricks von A bis Z«, Seite 131.

- 3 Scheiben Knäckebrot
2 TL Frischkäse-leicht
1 TL Honig
- 3 Tomaten
Salz, Pfeffer
2 TL Schnittlauchröllchen
1 TL Salatcreme
- 1 Scheibe Rindfleisch- o. Geflügelsülze

Bunte Knäckebrote

2 Scheiben Knäckebrot mit Frischkäse bestreichen, eine mit Honig beträufeln. Die andere Scheibe mit Tomatenscheiben belegen, mit Salz, Pfeffer und Schnittlauch bestreuen. Die dritte Scheibe mit Salatcreme bestreichen und mit Sülze belegen. Dazu die restlichen Tomaten.

- 1 Sesambrötchen
1 TL Butter o. Margarine
1 TL Honig o. Marmelade
- 1 Scheibe Käse
- 1 Apfel

Brötchen süß und salzig

Brötchen halbieren, mit Butter oder Margarine bestreichen. Die eine Hälfte mit Honig oder Marmelade bestreichen. Die andere Hälfte mit Käse belegen. Hinterher gibt's einen Apfel.

- 1 Scheibe Vollkornbrot
1 TL Salatcreme
einige Salatblätter
- 1 Scheibe gekochter Schinken
- 1 Stück grüne Gurke
Salz, Pfeffer

Schinkenbrot

Vollkornbrot mit Salatcreme bestreichen, mit Salatblättern und gekochtem Schinken belegen. Dünne Gurkenscheiben darauf verteilen, mit Salz und Pfeffer würzen. Die restliche grüne Gurke in Scheiben schneiden, um das Brot legen und mit etwas Salz und Pfeffer bestreuen.

- 1 Scheibe Vollkornbrot
1 TL Salatcreme,
1 TL Senf
einige Salatblätter
- 1 Scheibe Käse
- 3 Tomaten

Käsebrot

Brot mit Salatcreme und Senf bestreichen. Mit Salatblättern und Käse belegen. Tomatenscheiben darauf verteilen. Mit Salz, Pfeffer und Schnittlauch bestreuen. Die restlichen Tomaten dazu essen.

- 1 Kümmelstange
- 1 TL Frischkäse-leicht
- 1 TL Schnittlauchröllchen
- 1 TL Butter o. Margarine
- 1 Scheibe Käse
- 1 Banane

Kümmelstange

Die Kümmelstange halbieren. Eine Hälfte mit Frischkäse bestreichen und mit Schnittlauchröllchen bestreuen. Die andere Hälfte mit Butter oder Margarine bestreichen und mit Käse belegen. Hinterher gibt's eine Banane.

- 1 Vollkornbrötchen
- 2 TL Frischkäse-leicht
- 2 Scheiben Lachsschinken (vom Lachsschinken 2 Scheiben nehmen, weil so klein)
- 1 Stück grüne Gurke
- Pfeffer, Salz, 1 EL gehackter Dill
- 1 EL Cremequark

Lachsschinkenbrötchen

Brötchen halbieren und mit Frischkäse bestreichen. Mit Lachsschinken und je einer Gurkenscheibe belegen. Mit Pfeffer würzen. Die restliche Gurke würfeln, mit Salz, Pfeffer und Dill vermengen. Einen Klecks Cremequark daraufsetzen und dazu essen.

- 2 Scheiben Vollkorntoast
- 1 TL Butter o. Margarine
- 1 Scheibe Käse
- 1 Tomate
- Salz, Pfeffer, 1 EL Schnittlauchröllchen
- 1 TL Frischkäse-leicht
- 1 TL Honig
- 1 Banane
- 1 EL Cremequark
- 1 EL Zitronensaft
- 1 TL Zucker

Käsetoast, Honigtoast und Bananencreme

Brote toasten. Eine Scheibe mit Butter oder Margarine bestreichen, mit Käse und Tomatenscheiben belegen, mit Salz, Pfeffer und Schnittlauch würzen. Die andere Scheibe mit Frischkäse bestreichen und mit Honig beträufeln. Die Banane kleinschneiden (einige Scheiben zurückbehalten). Banane mit Cremequark, Zitronensaft und Zucker pürieren. In ein Schälchen füllen und die Bananenscheiben darauf verteilen. Hier sehen Sie, wie üppig das Frühstück sein kann, auch wenn Sie sich streng an den Baukasten halten.

Erdbeeren mit Vanillejoghurt

- 1 Portion Erdbeeren o. anderes Obst
- 1 Becher fettarmer Vanillejoghurt
- 4 EL Cornflakes

Erdbeeren halbieren, in ein Schälchen legen. Den Vanillejoghurt darauf verteilen und mit Cornflakes bestreuen.

Obstsalat mit Joghurt und Müsli

- 1 Portion Obst (Apfel, Banane, Apfelsine)
- 1 Becher Magermilchjoghurt
  1 EL Zitronensaft
  1 TL Zucker, 1 Msp. Zimt
- 4 EL Müsli

Obst klein schneiden, in ein Schälchen legen. Joghurt mit Zitronensaft, Zucker und Zimt verrühren und über das Obst geben. Mit Müsli bestreuen.

Apfelsinenquark

- 1 Apfelsine o. 2 Mandarinen
- 5 EL Cremequark
  1 Msp. Vanillemark, 1 TL Zucker
- 1 Scheibe Vollkornbrot
  1 TL Butter o. Margarine

Apfelsine kleinschneiden, in ein Schälchen legen. Cremequark mit Vanille und Zucker verrühren und über die Apfelsinenstücke geben. Dazu gibt es ein Butterbrot.

Pfirsich mit Nüssen und Dickmilch

- 2 Pfirsiche
- 1 EL gehackte Haselnüsse
  1 TL Zucker, 1 Msp. Zimt
- 2 Tassen Dickmilch

Pfirsiche kleinschneiden, in ein Schälchen legen, mit Nüssen, Zucker und Zimt bestreuen. Dickmilch darübergießen.

Banane mit Hüttenkäse

- 1 Banane
- 5 EL körniger Frischkäse
  1 EL Zitronensaft, 1 TL Zucker
  1 EL gehackte Zitronenmelisse
- 2 Scheiben Vollkorntoast
  2 TL Frischkäse-leicht

Banane in Scheiben schneiden (einige Scheiben zurückbehalten) und mit dem körnigen Frischkäse, Zitronensaft, Zucker und Zitronenmelisse vermengen. In einem Schälchen anrichten. Die zurückbehaltenen Bananenscheiben darauf verteilen. Die Brotscheiben toasten und mit Frischkäse bestreichen und dazu essen.

Buttermilch und Tomatenbrot

- ● 2 Tassen Buttermilch
- ● 1 Scheibe Vollkornbrot
- 1 TL Frischkäse-leicht
- 1 Tomate
- Salz, Pfeffer, 1 TL Schnittlauchröllchen
- ● ½ Grapefruit
- 2 TL Zucker

Ein großes Glas gekühlte Buttermilch. Das Brot mit Frischkäse bestreichen. Tomate in dünne Scheiben schneiden und darauf verteilen. Mit Salz, Pfeffer und Schnittlauch würzen. Hinterher gibt es eine halbe Grapefruit mit Zucker.

Milch mit Cornflakes

- ● 2 Tassen fettarme Milch
- 1 EL Zucker
- ● 4 EL Cornflakes
- ● 1 Banane

Milch in einen tiefen Teller gießen und mit Zucker süßen. Die Milch kann heiß oder kalt sein. Mit Cornflakes bestreuen. Hinterher gibt es eine Banane.

Radieschenquark

- ● ½ Bund Radieschen
- ● 5 EL Cremequark
- Salz, Pfeffer, einige Salatblätter
- ● 2 EL Schnittlauchröllchen
- 1 Scheibe Vollkornbrot
- 1 TL Butter o. Margarine

½ Bund Radieschen in Scheiben schneiden und mit Cremequark, Salz, Pfeffer und 1 EL Schnittlauch verrühren. Auf Salatblättern anrichten und mit dem restlichen Schnittlauch bestreuen. Dazu gibt es ein Butterbrot.

Gurkencreme

- ● 1 Stück grüne Gurke
- ● 5 EL Cremequark
- 1 EL Crème fraîche
- Salz, Pfeffer, 1 EL gehackter Dill
- ● 3 Scheiben Knäckebrot
- 1 EL Schnittlauch
- 1 TL Honig

Grüne Gurke in kleine Würfel schneiden und mit 4 EL Cremequark, Crème fraîche, Salz, Pfeffer und Dill mischen. In ein Schälchen füllen. Knäckebrot mit Cremequark bestreichen, 2 Scheiben mit Salz, Pfeffer und Schnittlauch bestreuen und zum Quark essen. Die dritte Scheibe mit Honig beträufeln, als süßer Punkt für hinterher.

Spiegelei auf Toast

- 2 Scheiben Vollkorntoast
- 1 TL Frischkäse-leicht
- 1 TL Honig
- 1 Msp. Butter o. Margarine
- 1 Ei
- Salz, Pfeffer,
- 1 TL Schnittlauchröllchen
- 1 Apfel

Brote toasten. Eine Scheibe mit Frischkäse bestreichen und mit Honig beträufeln. In einer beschichteten Pfanne Butter oder Margarine erhitzen und darin ein Spiegelei braten. Das Spiegelei auf die zweite Scheibe Toast setzen, mit Salz, Pfeffer und Schnittlauch würzen. Hinterher gibt's einen Apfel.

Ei im Glas mit Kresse

- 1 Ei
- 1 TL Butter o. Margarine
- Salz, Pfeffer
- 2 EL Kresse
- 1 Scheibe Vollkornbrot
- 1 TL Frischkäse-leicht
- 1 Apfelsine

Das Ei wachsweich kochen, unter kaltem Wasser abschrecken, pellen und in ein Schälchen legen. Mit einem spitzen Messer aufritzen. Butterflöckchen daraufsetzen, mit Salz und Pfeffer würzen. Die Kresse darauf verteilen. Vollkornbrot mit Frischkäse bestreichen, in Häppchen schneiden und dazu essen. Hinterher gibt's eine Apfelsine.

Apfelomelett

- 1 Ei
- 1 EL Mineralwasser
- 1 Prise Salz
- 1 Msp. Butter o. Margarine
- 1 Apfel
- 1 Msp. Zimt
- 1 TL Zucker
- 1 Milchbrötchen
- 1 TL Frischkäse-leicht

Ei mit Mineralwasser und Salz verquirlen. Butter oder Margarine in einer beschichteten Pfanne erhitzen. Die Eimasse in die Pfanne gießen, ein Viertel von dem Apfel in dünne Scheiben schneiden, darauf verteilen, mit Zimt und Zucker bestreuen und auf schwacher Hitze stocken lassen. Das Omelett auf einen Teller gleiten lassen. Dazu gibt es ein Brötchen mit Frischkäse. Den restlichen Apfel dazu essen.

- 1 Ei
- Salz, Pfeffer
- 1 Msp. Butter o. Margarine
- 1 Scheibe Pumpernickel
- einige Salatblätter
- 1 EL Schnittlauchröllchen
- 3 Tomaten

Rührei auf Pumpernickel

Ei mit Salz und Pfeffer verquirlen. In einer beschichteten Pfanne Butter oder Margarine erhitzen und das Rührei unter gelegentlichem Wenden stocken lassen. Pumpernickel mit Salatblättern belegen, das Rührei daraufsetzen, mit Salz, Pfeffer und 1 EL Schnittlauch bestreuen. Tomaten vierteln, um das Brot legen und mit Salz, Pfeffer und dem restlichen Schnittlauch bestreuen.

- 1 Ei
- Salz, Pfeffer
- 1 Msp. Butter o. Margarine
- 2 Scheiben Vollkorntoast
- 2 EL Tomatenketchup
- 1 Banane

Rührei-Sandwich

Ei mit Salz und Pfeffer verquirlen. Butter oder Margarine in einer beschichteten Pfanne erhitzen, die Eimasse unter gelegentlichem Wenden stokken lassen. Brotscheiben toasten, mit Tomatenketchup bestreichen, die Eimasse auf einer Scheibe verteilen, die andere darüberklappen und diagonal durchschneiden. Aus der Hand essen. Hinterher gibt's eine Banane.

- 1 Scheibe Vollkornbrot
- 1 TL Butter o. Margarine
- 1 Ei
- Salz
- 1 TL Senf
- 1 EL Schnittlauchröllchen
- 1 Apfel
- 1 Msp. Zimt, 1 TL Zucker
- 1 EL Cremequark

Eibrot

Vollkornbrot mit Butter oder Margarine bestreichen. Ein hartgekochtes Ei in Scheiben schneiden und darauf verteilen. Mit Salz, Senf und Schnittlauch würzen, in Häppchen schneiden. Einen Apfel in dünne Scheiben schneiden, in ein Schälchen legen. Mit Zimt und Zucker bestreuen. Einen Klecks Cremequark daraufsetzen.

Italienische Fleischklößchen mit Spaghetti

- 1 Portion Spaghetti
- Salz
- 3 Zwiebeln
- 1 Knoblauchzehe

Fleischteig:

- 100 g Beefsteakhack
- 2 EL Semmelbrösel
- 4 EL Wasser
- 2 EL gehackte Petersilie
- Pfeffer
- 1 Prise Cayennepfeffer

- 3 Fleischtomaten o.
- ½ Paket Tomatensauce (Fertigprodukt)
- 1 EL Öl
- 4 EL Wasser
- ½ Würfel Instant-Gemüsebrühe
- 1 EL Tomatenmark
- 1 Prise Cayennepfeffer
- 1 TL Thymian
- 2 EL gehackte Petersilie

Spaghetti in Salzwasser bißfest kochen. Zwiebeln und Knoblauchzehe würfeln.

Einen Fleischteig zubereiten aus Beefsteakhack mit der Hälfte der Zwiebel- und Knoblauchwürfel, Semmelbröseln, 4 EL Wasser, Petersilie, Salz, Pfeffer und Cayennepfeffer. Den Fleischteig eine Weile ruhen lassen. Drei Klößchen formen.

Fleischtomaten überbrühen und die Haut abziehen. Die Tomaten kleinschneiden.

In einer beschichteten Pfanne Öl erhitzen. Die Fleischklößchen rundherum braun braten. Die restlichen Zwiebeln und Knoblauch zugeben und glasig braten. Tomaten, Wasser, Instant-Gemüsebrühe und Tomatenmark hineinrühren und 3 Min. köcheln lassen. Mit Cayennepfeffer, Thymian, Salz und Pfeffer abschmekken. Petersilie in die Sauce rühren.

☛Tip:
So enthäuten Sie die Tomaten am schnellsten: Wasser in der Mikrowelle zum Kochen bringen, die Tomaten 1 Min. in das kochende Wasser geben, Haut abziehen.

Cevapcici mit Weißkohl und Reis

- 1 Portion Reis

Salz

- 150 g Weißkohl*

2 Frühlingszwiebeln
1 EL Öl
1 Tasse Wasser
½ TL Instant-Brühe
1 TL Kümmel

Fleischteig:

- 100 g Beefsteckhack

2 kleine Zwiebeln
1 Knoblauchzehe
1 EL Senf
1 EL Semmelbrösel
2 EL Wasser
2 EL gehackte Petersilie
Pfeffer

- 2 Fleischtomaten*

1 Msp. Cayennepfeffer
einige Tropfen Öl
1 EL Crème fraîche

* Hier besteht die Gemüseportion aus zwei Teilen.

Reis in Salzwasser körnig kochen. Weißkohl in feine Streifen, Frühlingszwiebeln in Stücke schneiden.
In einem Topf Öl erhitzen und den Weißkohl nach und nach zugeben und anbraten. Zum Schluß die Hälfte der Frühlingszwiebeln mitbraten. Wasser, Instant-Brühe und Kümmel zugeben und zugedeckt 10 Min. kochen.
Einen Fleischteig zubereiten aus Beefsteckhack, gewürfelten Zwiebeln, zerdrücktem Knoblauch, Senf, Semmelbröseln, Wasser und Petersilie. Kräftig mit Salz und Pfeffer würzen.
Die restlichen Frühlingszwiebeln und kleingeschnittene Fleischtomaten zum Weißkohl geben und mit Cayennepfeffer, Salz und Pfeffer scharf abschmecken. 5 Min. weiterschmoren.
In dieser Zeit eine beschichtete Pfanne mit einigen Tropfen Öl auswischen. Aus dem Fleischteig vier Röllchen formen und rundherum braun braten.
Gemüse, Fleischröllchen und Reis auf einem Teller anrichten. Einen Klecks Crème fraîche auf das Gemüse setzen und mit wenig Cayennepfeffer bestreuen.

Lammschnitzel mit Paprikagemüse und Pommes frites

- 2 kleine Lammschnitzel (150 g, aus der Keule)
2 TL Senf
2 EL Semmelbrösel
Salz, Pfeffer
1 Zwiebel
- 1 Paprikaschote*
- 2 Tomaten*
1 Knoblauchzehe
1 EL Tomatenmark (Tube)
1 EL Weinessig
1 EL Zucker
2 EL Wasser
- 1 Portion Backofen-Pommes frites
1 EL Öl
1 EL gehacktes Basilikum
einige Tropfen Öl
Zitronenscheiben

* Hier besteht die Gemüseportion aus zwei Sorten.

Die Lammschnitzel flach drücken und alles sichtbare Fett wegschneiden. Die Schnitzel mit Senf bestreichen. Semmelbrösel mit Salz und Pfeffer würzen. Die Schnitzel darin wenden, die Semmelbrösel etwas andrücken.
Zwiebel und Paprikaschote in große Würfel schneiden. Tomaten vierteln. Knoblauch fein würfeln.
Tomatenmark, Weinessig, Zucker und Wasser verrühren und mit Salz und Pfeffer würzen.
Die Pommes frites auf Alufolie auf ein Backblech legen und im vorgeheizten Backofen garen.
Mit Salz würzen.
In einem Topf Öl erhitzen und die Zwiebel und Knoblauchwürfel anbraten. Paprikaschoten zugeben, kurz mitbraten. Die Tomatenmark-Sauce zugießen, alles umrühren und 10 Min. zugedeckt auf mittlerer Hitze schmoren. Die Tomatenviertel zugeben und alles 2 Min. weiterköcheln lassen. Mit gehacktem Basilikum mischen.
Eine beschichtete Pfanne mit einigen Tropfen Öl auswischen und die Lammschnitzel auf beiden Seiten 4 Min. braten.
Mit Salz und Pfeffer würzen.
Schnitzel mit Zitronenscheiben auf einen Teller legen. Gemüse und Pommes frites daneben anrichten.

☛Tip:
1 Portion Backofen-Pommes frites enthalten knapp 10 Gramm Fett, viel weniger als herkömmliche Pommes frites. 10 Min. im vorgeheizten Backofen mit 220 Grad backen und 10 Min. im ausgeschalteten Backofen lassen.

Lammkoteletts mit Kräutercreme, Majoranböhnchen und Salzkartoffeln

- 3 Kartoffeln

Salz

- 1 Portion Prinzeßbohnen o.

1 kl. Paket TK-Bohnen

½ Tasse Wasser

½ Würfel Instant-Gemüsebrühe

1 TL getrockneter Majoran o.

1 EL frischer Majoran

Kräutercreme:

2 TL Frischkäse-leicht

1 TL Zitronensaft

1 TL Senf

1 Knoblauchzehe

1 EL gemischte TK-Kräuter o.

1 EL frische Kräuter

Pfeffer

- 4 dünne Lammkoteletts

(4 einfache o. 2 doppelte)

einige Tropfen Öl

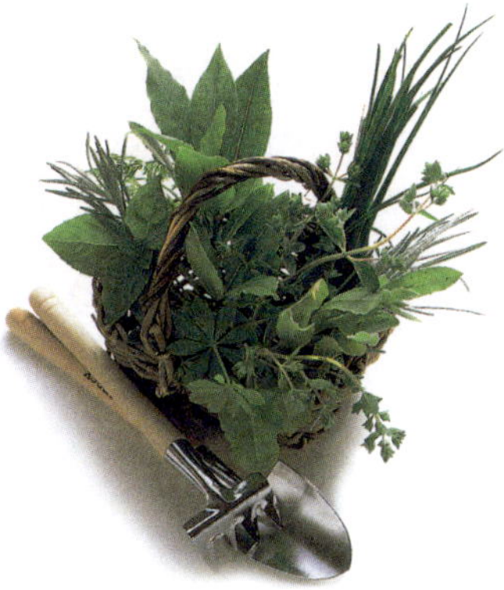

Kartoffeln schälen, halbieren und in Salzwasser ziemlich weich kochen.

Prinzeßbohnen oder TK-Bohnen in Wasser mit Instant-Gemüsebrühe und getrocknetem oder frischem Majoran bißfest kochen.

Frischkäse mit Zitronensaft, Senf, zerdrückter Knoblauchzehe, Kräutern, Salz und Pfeffer verrühren.

Den Fettrand von vier dünnen Lammkoteletts bis auf einen kleinen Rand entfernen. Eine beschichtete Pfanne erhitzen, mit Öl auswischen und die Lammkoteletts auf jeder Seite mit ziemlich hoher Hitze 2 Min. braten. Wer Lamm lieber ganz durchgebraten mag, auf jeder Seite noch 1 Min. zugeben. Mit Salz und Pfeffer würzen. Kartoffeln und Bohnen abgießen und auf einem Teller anrichten. Die Lammkoteletts daneben legen und die Kräutercreme auf den Koteletts verteilen.

☛ Tip:
Wer kein Lamm mag, kann das Gericht entweder mit einem Kalbs- oder Schweinekotelett zubereiten. Zu beidem paßt die Kräutercreme.

Provençalischer Lammtopf

- 3 Kartoffeln
- 1 Scheibe Lammkeule mit Knochen (ca. 200 g mit Knochen, ca. 150 g Fleisch)
- 1 Zwiebel
- 1 EL Öl
- 1½ Tassen Wasser
- 1 TL Instant-Brühe
- 150 g grüne Bohnen* o. 1 kl. Paket TK-Bohnen
- 2 Tomaten*
- 1 TL getrockneter Thymian
- Salz, Pfeffer
- Würzmittel

* Hier besteht die Gemüseportion aus zwei Teilen.

Kartoffeln und Lammkeule würfeln (das Stück Knochen mitkochen). Zwiebel grob hacken. In einem Topf Öl erhitzen und das Fleisch zusammen mit den Zwiebeln scharf anbraten. Die Kartoffeln zugeben, kurz mitbraten. Wasser und Instant-Brühe zugeben. 20 Min. zugedeckt mit schwacher Hitze kochen lassen. Probieren, ob das Fleisch zart ist. Wenn nicht, weiterkochen. Eventuell etwas Wasser nachgießen.

Bohnen in 3 cm lange Stücke schneiden, zugeben und 10 Min. offen köcheln lassen. Den Knochen herausnehmen.

Kleingeschnittene Tomaten zugeben. Die Suppe mit Thymian, Salz, Pfeffer und Würzmittel abschmecken. Gut umrühren und 1 Min. auf dem Herd lassen.

☛Tip:
Dieses Gericht können Sie auch mit anderen Fleischsorten zubereiten: mit 150 Gramm Schweine- oder Kalbsschnitzel oder Hüftsteak.

Lammragout

- 3 Kartoffeln
Salz
- 1 Scheibe Lammkeule mit
Knochen (ca. 200 g mit Knochen,
ca. 150 g
Fleisch)
3 Zwiebeln
1 El Öl
1 Tasse Wasser
1 Lorbeerblatt
½ TL Kümmel
½ TL grob gemahlener Rosmarin
Pfeffer
- 3 Gewürzgurken
1 EL Crème fraîche

Kartoffeln schälen, halbieren und in Salzwasser weich kochen.
Den Knochen aus dem Fleisch lösen. Vom Fleisch alles sichtbare Fett wegschneiden. Das Fleisch und die Zwiebeln grob würfeln.
In einem Topf Öl erhitzen, das Fleisch zusammen mit dem Knochen scharf anbraten. Die Zwiebeln zugeben. Immer wieder gut umrühren.
Wasser bereitstellen. Wenn die Fleischwürfel und Zwiebeln richtig schön braun sind, mit Lorbeerblatt, Kümmel, Rosmarin, Salz und Pfeffer würzen. Hitze herunterschalten und ¼ Tasse Wasser zugeben. Zugedeckt köcheln lassen. Nach und nach das restliche Wasser zugießen. Nach ca. 20 Min. probieren, ob das Fleisch weich ist, sonst weiterköcheln lassen und Wasser zugießen, der Boden muß immer reichlich mit Flüssigkeit bedeckt sein. In der Zwischenzeit die Gewürzgurken schräg in Scheiben schneiden. Wenn das Fleisch zart genug ist, den Knochen herausnehmen. Cremè fraîche in die Sauce rühren, die Gurkenscheiben zugeben. Alles kurz erhitzen und neben den Salzkartoffeln anrichten.

☛Tip:
Dieses Gericht können Sie auch mit magerem Schweine- oder Rindfleisch zubereiten.
Zum Beispiel Schweineschnitzel oder Hüftsteak. Schweinefilet eignet sich auch, braucht aber nur 10 Min. und ½ Tasse Wasser.

Wiener Schnitzel mit buntem Kartoffelsalat

- ● 3 gekochte Kartoffeln
- ● 1 Tomate*
- 1 Stück grüne Gurke* (ca. 100 g)
- 1 Zwiebel
- 1 EL Öl
- 3 EL Weinessig
- 1 EL Senf
- 2 Prisen Zucker
- Salz, Pfeffer
- 2 EL Semmelbrösel
- ● 1 dünnes Kalbsschnitzel (150 g)
- 2 TL Butter o. Margarine
- 1 Zitronenscheibe

* Hier besteht die Gemüseportion aus Salatgemüse.

Kartoffeln in Scheiben schneiden. Tomate in dünne Schnitze, Gurke längs vierteln und ebenfalls in dünne Scheiben schneiden. Alles in eine Schüssel geben und mischen.
Zwiebel fein würfeln und zusammen mit Öl, Weinessig, Senf, Zucker, Salz und Pfeffer in einem Pfännchen einmal aufkochen. Über den Salat gießen und eine Weile durchziehen lassen.
Auf einem Teller Semmelbrösel kräftig mit Salz und Pfeffer würzen und gut mischen.
Das Schnitzel unter fließendem Wasser abspülen und in den Semmelbröseln wenden. Mit einem bißchen Wasser beträufeln und die restlichen Semmelbrösel darauf verteilen und mit den Fingern gut andrücken.
Eine beschichtete Pfanne erhitzen und das Schnitzel auf beiden Seiten anbraten, so daß es Farbe annimmt. Die Hitze herunterschalten. Butter oder Margarine zugeben und das Schnitzel goldbraun zu Ende braten. Das Schnitzel auf einen Teller legen, mit einer Zitronenscheibe und dem Kartoffelsalat anrichten.

☛ Tip:
Statt Kalbfleisch können Sie auch ein dünnes Putenschnitzel nehmen.

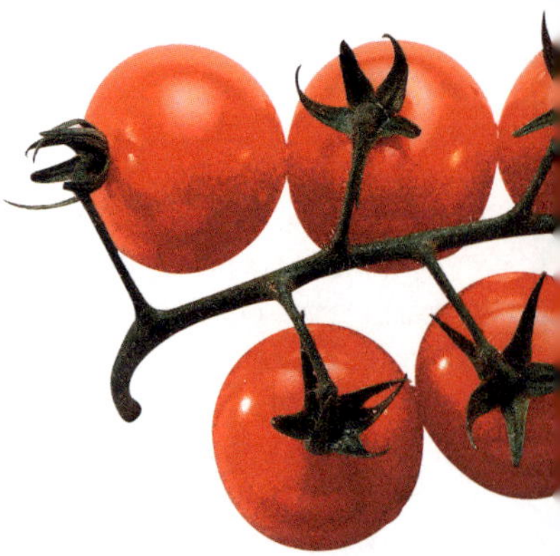

Leber mit Äpfeln, Zwiebeln und Kartoffelpüree

- ● 3 Kartoffeln
- Salz
- ● 150 g Leber
- (Kalb, Schwein o. Rind)
- 2 Zwiebeln
- ● 1 kl. süßlicher, mürber Apfel*
- 2 TL Butter o. Margarine
- Pfeffer
- 3 EL Weißwein

* Hier haben wir Obst statt Gemüse genommen.

Kartoffeln in Salzwasser weich kochen.

Die Leber von Röhren befreien und in 3 bis 4 flache Scheiben schneiden. Zwiebeln in Streifen, Apfel schälen und in Schnitze schneiden.

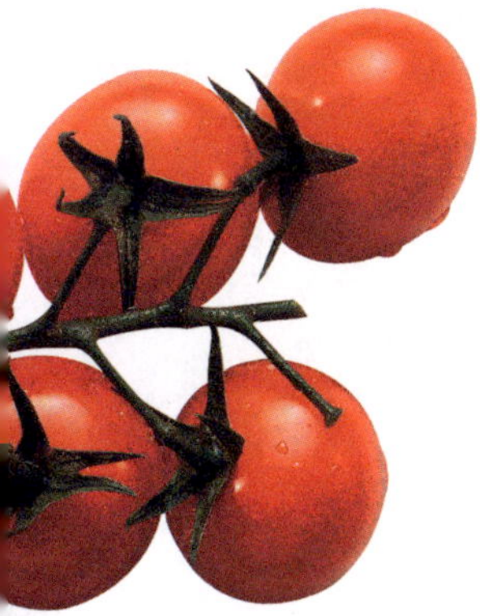

In einer beschichteten Pfanne zuerst die Leber auf beiden Seiten kurz anbraten. Dann die Zwiebeln zugeben, kurz anrösten. Leber und Zwiebeln etwas an den Pfannenrand schieben. Apfelstücke in die Pfanne legen, kurz auf beiden Seiten anbraten. Dann Butter oder Margarine zugeben und alles zu Ende braten. Mit Salz und Pfeffer würzen. Weißwein zugießen und alles 5 Min. auf schwacher Hitze schmoren.

Das Kartoffelwasser bis auf einen kleinen Rest abgießen. Die Kartoffeln mit einem Kartoffelstampfer zermusen.

Kartoffelpüree auf einem Teller anrichten. Leber, Apfelschnitze und Zwiebeln daneben legen und mit der Sauce übergießen.

☛Tip:
Braten Sie gleich 50 g Leber, ein Stückchen Apfel und Zwiebel mehr mit. Schmeckt gut auf Brot zum Abendessen.

Paprikagulasch mit Salzkartoffeln

- ● 3 Kartoffeln
- Salz
- ● 150 g Hüftsteak
- 2 Zwiebeln
- ● 100 g Champignons*
- ● 1 Paprikaschote*
- 1 EL Öl
- 1 Lorbeerblatt
- 1 Tasse Wasser
- 1 TL Instant-Brühe
- 1 EL Crème fraîche
- Paprikamark (Tube, sonst Tomatenmark)
- 1 Msp. Edelsüß-Paprika
- Pfeffer

* Hier besteht die Gemüseportion aus zwei Sorten.

Die Kartoffeln würfeln und in Salzwasser ziemlich weich kochen.
Fleisch in Würfel schneiden. Zwiebeln und Champignons vierteln, Paprikaschote in talergroße Stücke schneiden.
In einem Topf Öl erhitzen und die Fleischwürfel und Zwiebeln scharf anbraten. Lorbeerblatt zugeben.
Wasser mit Instant-Brühe verrühren. Das Fleisch mit etwas Brühe ablöschen. Das Fleisch 15 Min. mit mittlerer Hitze schmoren, die Brühe nach und nach zugießen. Prüfen, ob das Fleisch anfängt, weich zu werden. Sonst weiterköcheln lassen und Wasser zugießen.
Paprikawürfel zugeben und 10 Min. mit schwacher Hitze weiterköcheln lassen. Dann die Champignons zugeben.
Crème fraîche, Paprikamark, Edelsüßpaprika, Salz und Pfeffer verrühren. Diese Paprikacreme zum Gulasch geben und weitere 10 Min. mit mittlerer Hitze schmoren.
Die Salzkartoffeln gut abdampfen lassen, auf einen Teller legen. Das Paprikagulasch daneben anrichten.

☛Tip:
Paprikamark siehe »Tips & Tricks«. Übrigens, Bandnudeln oder Reis schmecken auch zu diesem Gulasch.

Rosenkohl-Eintopf

- ½ Paket TK-Rosenkohl
- 3 Kartoffeln
- 40 g durchwachsener Speck o.
40 g geräucherter Schinken
½ Tasse Wasser
½ Würfel Instant-Gemüsebrühe
1 EL Crème fraîche
2 EL Zitronensaft
Salz, Pfeffer

Rosenkohl auftauen lassen und in Scheiben schneiden. Kartoffeln schälen und würfeln. Den Speck würfeln und in einem Topf auf schwacher Hitze auslassen. Kartoffelwürfel, Wasser und Instant-Gemüsebrühe zugeben und die Kartoffeln weich kochen. Crème fraîche in die Kartoffeln rühren. 2 Min. köcheln lassen. Mit Zitronensaft, Salz und Pfeffer würzen. Den Rosenkohl zugeben und alles einmal erhitzen.

☛Tip:
Dieser Eintopf läßt sich mit jedem tiefgekühlten Gemüse machen. Mit Möhren, Bohnen, Dicken Bohnen, Erbsen, Gemüsemischungen und Blattspinat. Eine 150-g-Portion aufgetaut zugeben, kurz erhitzen – fertig ist der Eintopf. Die Würzmischung und Kräuter müssen Sie je nach Gemüseart selbst abstimmen: Möhren mit Petersilie, Rosenkohl mit Zitronensaft, Bohnen und Erbsen mit Majoran, Gemüsemischungen mit Petersilie und Spinat mit Knoblauch.

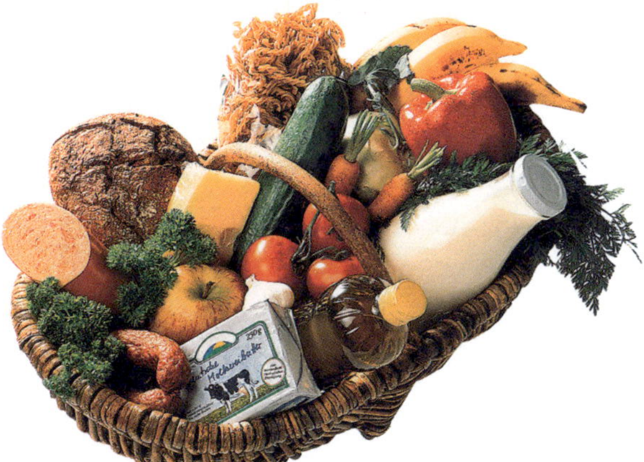

Kartoffelsalat mit Salatcreme und Würstchen

- 2 Gewürzgurken
1 Zwiebel
2 El. Salatcreme
1 EL Gurkenwasser
Salz, Pfeffer
- 3 gekochte Kartoffeln

- Gurkensalat:
1 Stück grüne Gurke
1 EL Öl
1 EL Zitronensaft
1 Prise Zucker
1 EL Schnittlauchröllchen

- 2 Wiener Würstchen
1 EL Senf

Gewürzgurken und Zwiebel fein würfeln. Mit Salatcreme, Gurkenwasser, Salz und Pfeffer verrühren. Die Kartoffeln in Scheiben schneiden und unter den Salat heben. Den Kartoffelsalat auf einem Teller anrichten.
Grüne Gurke in dünne Scheiben hobeln. In einer Sauce aus Öl, Zitronensaft, Zucker, Salz, Pfeffer und Schnittlauch ziehen lassen. Auf einem Salatteller anrichten.
Würstchen im Wasserbad oder in der Mikrowelle erhitzen. Neben dem Kartoffelsalat zusammen mit einem Klecks Senf anrichten.

☛Tip:
Würstchen können sehr unterschiedlich groß sein, besonders die vom Schlachter. Wiegen Sie mal eins aus, dann wissen Sie, ob Sie mit Ihren beiden Würstchen die 150-Gramm-Fleischgrenze überschreiten.
Es gibt auch fettarme Würstchen, die Mini- Würstchen mit dem »Reißverschluß«, da wiegt eins nur 25 Gramm. Probieren Sie auch einmal die Geflügelwürstchen aus, die sind besonders fettarm.

Bratkartoffeln mit Roastbeef und Remouladensauce

- 3 gekochte Kartoffeln
- 1 Zwiebel o. Frühlingszwiebel
- 2 TL Butter o. Margarine
- Salz, Pfeffer
- 2 EL Salatcreme
- 1 Gewürzgurke
- 1 EL gehackter Dill
- 150 g Roastbeef in Scheiben

- Gemischter Salat
- 1 Portion Kopfsalat
- 1 Bund Radieschen
- 2 EL Cremequark
- einige Tropfen Zitronensaft
- 2 EL Kresse o. Schnittlauchröllchen

Kartoffeln in Scheiben schneiden, Zwiebel würfeln. Beides in einer beschichteten Pfanne anrösten. Butter oder Margarine zugeben und die Kartoffeln goldbraun zu Ende braten. Mit Salz und Pfeffer würzen.

Salatcreme mit fein gewürfelter Gewürzgurke, Salz, Pfeffer und Dill mischen.

Bratkartoffeln, Roastbeef und Remoulade auf einem Teller anrichten. Das Roastbeef mit etwas Salz bestreuen.

Dazu gibt es Salat: Kopfsalat zerpflücken, Radieschen in Scheiben schneiden. Cremequark mit Zitronensaft, Salz und Pfeffer würzen, auf dem Salat verteilen. Mit Kresse oder Schnittlauchröllchen bestreuen.

☛Tip:
Statt Roastbeef können Sie auch die gleiche Menge anderen Bratenaufschnitts nehmen. Eignen tut sich Kasseler, magerer Schweinebraten, Rindfleischsülze oder Geflügelsülze. Die gibt es mit Hähnchen- oder Putenfleisch und schmeckt sehr lecker.

Pfannfisch

- 150 g Fischfilet
(Kabeljau, Rotbarsch, Seelachs
o. Scholle)
einige Tropfen Zitronensaft
Salz, Pfeffer
3 Frühlingszwiebeln
- 1 Zucchini
- 3 gekochte Kartoffeln
einige Tropfen Öl
½ Tasse Wasser
1 EL Crème fraîche
2 EL Senf
1 TL getrockneter Estragon

Fischfilet würfeln und mit einigen Tropfen Zitronensaft, Salz und Pfeffer würzen.
Frühlingszwiebeln in dicke Scheiben, Zucchini in Würfel, Kartoffeln in Schnitze schneiden.
Eine beschichtete Pfanne mit einigen Tropfen Öl auswischen. Kartoffelschnitze und Fischwürfel scharf anbraten. Zucchini und Frühlingszwiebeln zugeben, kurz mitbraten. Mit Salz und Pfeffer würzen.
Wasser mit Crème fraîche, Senf und Estragon verrühren, darübergießen und einmal aufkochen.

☛Tip:
Wenn Sie freitags Fisch braten, braten Sie gleich eine Portion mehr mit, oder wenn Sie gebratenen Fisch von einer Mahlzeit übrigbehalten: Dieses Gericht läßt sich dann sehr schnell zubereiten.
Fisch zerteilen und in dem fertigen Gericht miterhitzen.

Fischfilet in Dillsauce mit Reis

- 1 Portion Reis

Salz

- 150 g Fischfilet

(Kabeljau, Rotbarsch, Seelachs o. Scholle)

einige Tropfen Zitronensaft

Pfeffer

- 1 kleines Stück grüne Gurke

(ca. 50 g)

½ Tasse Wasser

2 EL Crème fraîche

¼ Würfel Instant-Gemüsebrühe

2 EL gehackter Dill

Reis in Salzwasser körnig kochen. Fischfilet mit Zitronensaft beträufeln und mit Salz und Pfeffer würzen. Gurke würfeln. Wasser, Crème fraîche und Instant-Gemüsebrühe in einer beschichteten Pfanne verrühren und kurz aufkochen. Den Fisch in die Sauce legen und auf jeder Seite 2 Min. auf mittlerer Hitze in der Sauce garen. Gurkenwürfel und Dill zugeben, alles kurz erhitzen und neben dem Reis anrichten.

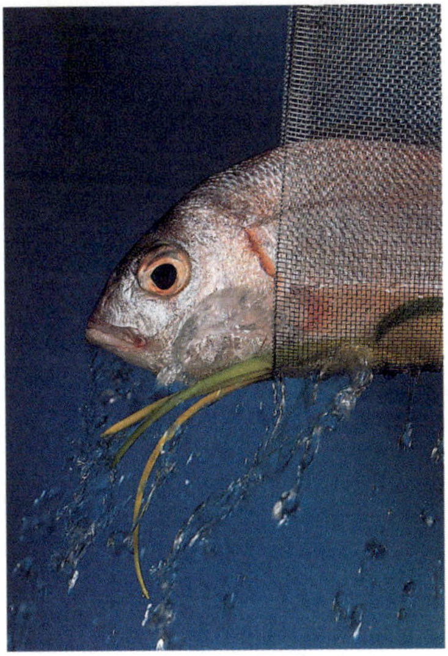

Tip:
Wenn Sie Ihren Reis interessanter machen wollen, mischen Sie ihn halb und halb mit Wildreis. Wildreis ist kein Reis, sondern der Samen eines Wassergrases, das in Nordamerika wächst. Leider ist er ziemlich teuer. Aber Ihr Reis bekommt einen ganz anderen »Biß« und schmeckt nussiger. Übrigens gibt es auch fertige Reismischungen, die Wildreis enthalten. Wenn Sie Reis kochen, gleich einige Portionen mehr mitkochen und portionsweise einfrieren. Zu diesem Gericht schmecken auch Salzkartoffeln oder Kartoffelschnee.

Gedünstetes Schollenfilet mit Lauchgemüse und Pellkartoffeln

- ● 3 Kartoffeln
- Salz
- ● 1 Stange Lauch
- ½ Tasse Wasser
- ½ Würfel Instant-Gemüsebrühe
- einige Tropfen Zitronensaft
- ● 150 g Schollenfilet
- 1 EL Zitronensaft
- Pfeffer
- 2 TL Butter
- 1 Lorbeerblatt
- ½ Tasse trockener Weißwein o.
- ½ Tasse Wasser mit 1 EL Weinessig
- 1 EL Crème fraîche

Kartoffeln in Salzwasser zu Pellkartoffeln kochen. Lauch putzen, einmal längs durchschneiden und dann in 5 cm breite Stücke schneiden. Gut unter fließendem Wasser abbrausen. In Wasser mit Instant-Gemüsebrühe und einigen Tropfen Zitronensaft 5 Min. garen.
Das Schollenfilet mit Zitronensaft, Salz und Pfeffer würzen.
In einer Pfanne Butter anbräunen. Lorbeerblatt, Salz und Pfeffer zugeben. Mit Weißwein ablöschen. Den Weißwein nach und nach zugeben und auf die Hälfte einkochen. Crème fraîche in den Weißwein rühren, einmal aufkochen, leise weiterköcheln lassen. Den Fisch in die Sauce geben und 2 Min. in der Sauce ziehen lassen. Dann wenden, weitere 2 Min. garen.
Die Kartoffeln pellen (neue Kartoffeln mit Schale essen) und auf einen Teller legen. Den Lauch aus der Brühe heben, gut abtropfen lassen und daneben legen. Den Fisch aus der Sauce heben, daneben anrichten und die Sauce über den Fisch gießen.

☛Tip:
Statt Lauch können Sie auch als Gemüsebeilage Brokkoli, Blattspinat oder Zuckerschoten nehmen.

Fisch à la Pizzaiola

- 150 g Fischfilet
  (Kabeljau, Rotbarsch, Seelachs
  o. Scholle)
  einige Tropfen Zitronensaft
  Salz, Pfeffer
- 3 gekochte Kartoffeln
  2 Frühlingszwiebeln
  1 Knoblauchzehe
  1 EL Öl
- ½ Paket Tomatensauce mit
  Champignons (Fertigprodukt)
  1 EL gehacktes Basilikum

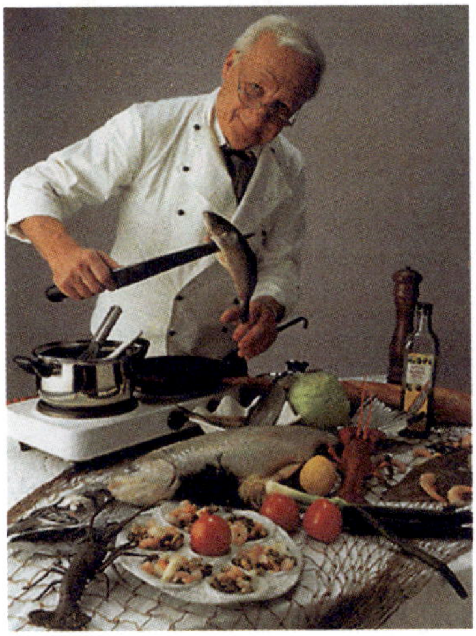

Fischfilet mit einigen Tropfen Zitronensaft, Salz und Pfeffer würzen.
Kartoffeln in Schnitze, Frühlingszwiebeln schräg in große Stücke und Knoblauch in feine Würfel schneiden.
In einer Pfanne Öl erhitzen. Die Kartoffelschnitze goldbraun braten. Zwiebeln und Knoblauch zugeben und kurz mitbraten. Das Fischfilet im Stück oder in großen Stücken auf beiden Seiten anbraten. Tomatensauce mit Champignons zugeben. Rund um den Fisch die Sauce mit dem Gemüse etwas umrühren und alles 5 Min. köcheln lassen. Mit Basilikum bestreuen.

☛Tip:
Wenn Sie nicht frische, manchmal außerhalb der Saison ziemlich geschmacklose Tomaten für Saucen verwenden wollen, nehmen Sie die fertigen Saucen in den blockförmigen kleinen Pappkartons. Sie enthalten sonnengereifte Tomaten. Siehe dazu auch die Rubrik »Tips & Tricks«.

Heringstopf

- ● 1 Portion kleine, neue Kartoffeln
- o. 3 normale Kartoffeln
- ½ Tasse Wasser
- ½ Würfel Instant-Gemüsebrühe
- ● 3 Gewürzgurken
- 1 Frühlingszwiebel
- ● 2 Matjesfilets
- 1 EL Crème fraîche
- 2 EL Gurkenwasser
- Salz, Pfeffer
- 2 EL gehackter Dill

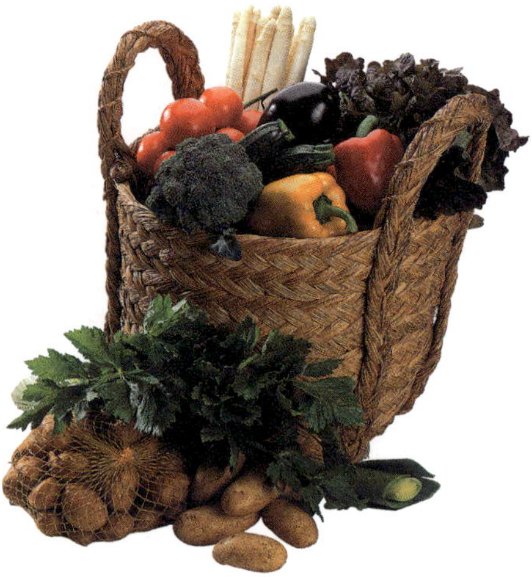

Neue Kartoffeln unter fließendem Wasser gründlich abbürsten, alte schälen. Die Kartoffeln in Scheiben schneiden und in Wasser mit Instant-Gemüsebrühe knapp gar kochen.
Gewürzgurken und Frühlingszwiebel schräg in Scheiben schneiden. Matjesfilets unter fließendem Wasser abspülen, mit Küchenkrepp trockentupfen und in 2 cm breite Stücke schneiden.
Crème fraîche und Gurkenwasser unter die Kartoffeln rühren und einige Minuten köcheln lassen.
Gewürzgurken und Frühlingszwiebel zugeben. Mit Salz und Pfeffer würzen. Alles einmal gut umrühren.
Die Matjesstückchen und den Dill unterheben. Nicht mehr kochen lassen.

☛Tip:
Hübscher sehen kleine Kartoffeln aus. Wenn Sie die Portionsgröße nicht abschätzen können: einmal auf die Waage legen – ca. 150 g.
Übrigens, wenn Sie dieses Gericht nur für eine Person zubereiten wollen, reicht eine beschichtete Pfanne. Für mehrere Portionen müssen Sie einen Topf nehmen.

Dillhappen mit Röstkartoffeln

3 EL Cremequark
1 EL Salatcreme
Salz, Pfeffer
3 EL gehackter Dill
● 2 Matjesfilets
● 1 Stück grüne Gurke
● 3 gekochte Kartoffeln
2 TL Butter o. Margarine

Cremequark mit Salatcreme verrühren. Mit Salz und Pfeffer würzen, den Dill unterheben.
Die Matjesfilets unter fließendem Wasser gut abspülen, mit Küchenkrepp trockentupfen und würfeln. Die Gurke längs vierteln und in dünne Scheiben schneiden. Beides zu der Dillcreme geben und vorsichtig unterheben. Eine Weile ziehen lassen.
Die Kartoffeln würfeln. In einer beschichteten Pfanne so lange anrösten, bis sie rundherum goldbraun und trocken sind. Mit Salz und Pfeffer würzen. Dann erst die Butter oder Margarine zugeben und die Kartoffelwürfel zu Ende braten.

Tip:
Auch bei Röstkartoffeln funktioniert dieser Trick: Erst die Kartoffeln ohne Fett in einer beschichteten Pfanne anrösten, bis sie hellbraun und trocken sind. Mit Salz und Pfeffer würzen. Dann erst die Butter oder Margarine zugeben und goldgelb zu Ende braten. Die Kartoffeln können sich so nicht mit Fett vollsaugen und »schwimmen« dennoch in dem bißchen Butter.

Kabeljau in Weißwein

- 3 Kartoffeln
- 1 Knoblauchzehe
- 1 EL Öl
- 1½ Tassen Weißwein o.
- 1½ Tassen Wasser mit ½ TL Instant-Brühe
- 1 Lorbeerblatt
- 1 Stück Zitronenschale (ungespritzt)
- 150 g Kabeljaufilet (o. Rotbarsch, Lengfisch)
- einige Tropfen Zitronensaft
- Salz, Pfeffer
- 3 Frühlingszwiebeln
- 3 Tomaten
- evtl. Würzmittel oder
- 1 Msp. Cayennepfeffer (Vorsicht: scharf!)
- 1 EL gehacktes Basilikum

Kartoffeln in dünne Schnitze schneiden, Knoblauch würfeln. Beides in Öl anbraten. Weißwein oder Brühe, Lorbeerblatt und Zitronenschale zugeben und 15 Min. köcheln lassen. Prüfen, ob die Kartoffeln richtig weich sind.

Kabeljaufilet mit Zitronensaft, Salz und Pfeffer würzen.

Frühlingszwiebeln in Streifen schneiden, Tomaten achteln. Den Fisch in 3 große Stücke teilen, alles in die Suppe geben. 5 Min. kochen. Mit Salz, Pfeffer, eventuell Würzmittel oder Cayennepfeffer abschmecken. Mit Basilikum bestreuen.

☛ Tip:
Geht ganz schnell, wenn man gekochte Kartoffeln verwendet. Dann etwas weniger Wein zugießen.

Gurken-Eintopf

- 3 Kartoffeln
1 Lorbeerblatt
1½ Tassen Wasser
1 TL Instant-Brühe
- 150 g Fischfilet
(Kabeljau, Rotbarsch, Seelachs o. Scholle)
einige Tropfen Zitronensaft
Salz, Pfeffer
- 150 g grüne Gurke
1 EL Crème fraîche
2 EL gehackter Dill
Würzmittel

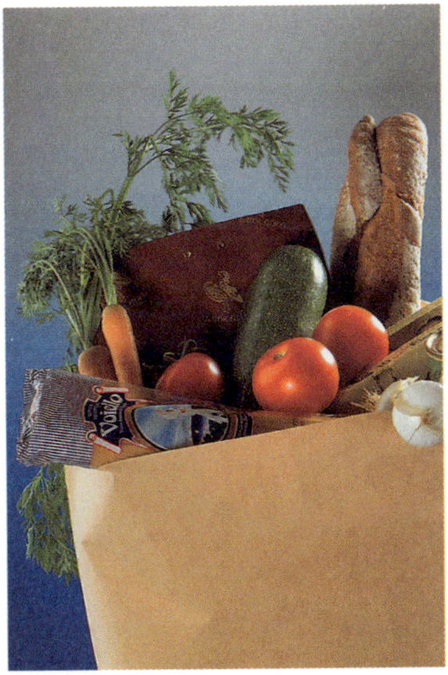

Kartoffeln würfeln und zusammen mit dem Lorbeerblatt in Wasser mit Instant-Brühe 20 Min. kochen.
Fischfilet in große Würfel schneiden, mit Zitronensaft beträufeln, mit Salz und Pfeffer würzen.
Grüne Gurke längs vierteln und in dünne Scheiben schneiden.
Crème fraîche unter die Kartoffeln rühren. Die Hitze erhöhen. Den Fisch obenauf legen. Nach 3 Min. die Gurkenscheiben vorsichtig unterheben und 3 Min. weiterköcheln lassen. Dill zugeben und mit Salz, Pfeffer und eventuell Würzmittel abschmecken.

☛Tip:
Würzmittel runden viele Gerichte erst richtig ab. Es gibt welche für Fleisch-, Fisch- und Geflügelgerichte, aber auch andere für Gemüsegerichte. Siehe dazu auch »Tips & Tricks«.

Hühnerfrikassee mit Pilzen

- ● 1 Portion Reis
- Salz
- ● 2 kleine Hähnchenbrustfilets (150 g)
- 2 Frühlingszwiebeln
- ● 1 Portion Pilze (150 g, Champignons, Austernpilze, Shiitake o. Pfifferlinge)
- einige Tropfen Öl
- 1 Msp. Edelsüß-Paprika
- 4 EL Wasser
- 1 EL Crème fraîche
- 1 EL Zitronensaft
- Pfeffer
- 1 EL gehackte Petersilie

Reis in Salzwasser körnig kochen. Hähnchenbrustfilets in Streifen, Frühlingszwiebeln in Ringe, Pilze kleinschneiden.

Eine beschichtete Pfanne erhitzen und mit einigen Tropfen Öl auswischen. Hähnchenstreifen und Pilze darin scharf anbraten. Zwiebelringe zugeben und alles goldbraun zu Ende braten. Mit Edelsüß-Paprika bestäuben und Hitze reduzieren.

Wasser, Crème fraîche, Zitronensaft, Salz und Pfeffer verrühren und zu dem Frikassee gießen. Einmal kurz aufkochen.

Den Reis mit Petersilie mischen. Das Frikassee daneben anrichten.

☛ Tip:
Zu diesem Gericht passen als Beilage auch Salzkartoffeln, Kartoffelschnee, Kartoffelmus, aber auch Spaghetti oder Bandnudeln.

Hähnchenbrust in Weißwein mit Spinat

- ● 1 Portion Reis
- Salz
- ● 2 kleine Hähnchenbrustfilets (150 g)
- einige Tropfen Öl
- Pfeffer
- 2 Schalotten o.
- 1 Zwiebel
- 1 Knoblauchzehe
- 1 TL Öl
- ½ Tasse Weißwein
- 2 EL Crème fraîche
- ● 150 g geputzter Spinat

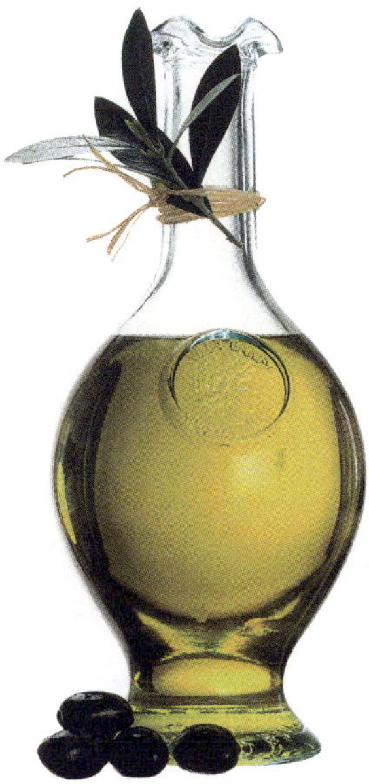

Reis in Salzwasser körnig kochen. Hähnchenbrust in Streifen schneiden. Eine beschichtete Pfanne erhitzen und mit einigen Tropfen Öl auswischen. Das Hähnchenfleisch rundherum braun braten, mit Salz und Pfeffer würzen, beiseite stellen.
Schalotten und Knoblauchzehe fein würfeln, in einem größeren Topf (wg. Spinat) mit wenig Öl anbraten.
Mit etwas Wein ablöschen. Hitze herunterschalten und nach und nach den Wein zugießen und einkochen lassen. Wenn der gesamte Wein fast verkocht ist, Crème fraîche hineinrühren und auch etwas einkochen lassen.
Portionsweise den Spinat zugeben und zugedeckt auf schwacher Hitze zusammenfallen lassen. Mit Salz und Pfeffer abschmecken. Das Hähnchenfleisch zum Spinat geben, kurz erwärmen und alles neben dem Reis anrichten.

☛Tip:
Schmeckt auch gut mit Kartoffeln und Nudeln.

Geschnetzelte Hähnchenbrust mit Kohlrabi

- 3 Kartoffeln

Salz

- 2 kleine Hähnchenbrustfilets (150 g)
- 1 Kohlrabi mit Grün

½ Tasse Wasser
½ Würfel Instant-Gemüsebrühe
1 TL Zucker
einige Tropfen Öl
Pfeffer
2 EL Kohlrabibrühe
1 EL Crème fraîche
½ TL getrockneter Estragon
1 EL gehackte Petersilie

Kartoffeln in Salzwasser zu Pellkartoffeln kochen. Die Hähnchenbrust in Streifen schneiden. Den Kohlrabi schälen, in kleine, dünne Scheiben schneiden. Das Kohlrabigrün hacken und beiseite stellen.
Kohlrabi in ½ Tasse Wasser mit ½ Würfel Instant-Gemüsebrühe und Zucker bißfest kochen. Dauert etwa 5 Min.
Eine beschichtete Pfanne erhitzen und mit einigen Tropfen Öl auswischen. Die Hähnchenbrust rundherum goldbraun braten. Mit Salz und Pfeffer würzen. 2 EL Kohlrabibrühe zugießen und alles mit Crème fraîche und Estragon verrühren. Einmal kurz aufkochen.
Kartoffeln pellen und auf einen Teller legen. Kohlrabi abgießen und mit Kohlrabigrün und gehackter Petersilie mischen. Kohlrabi mit dem Geschnetzelten und der Sauce neben den Kartoffeln anrichten.

☛ Tip:
Die Kohlrabischnitze müssen wirklich dünn sein, sonst sind sie nicht in 5 Min. gar, und Sie ärgern sich über diesen »Härtefall«.

Putenragout mit Brokkoli und Reis

- ● 1 Portion Reis
- Salz
- ● 150 Gramm Brokkoli*
- 1 knappe Tasse Wasser
- ½ Würfel Instant-Gemüsebrühe
- ● 150 g Putenschnitzel
- ● 100 g Champignons*
- einige Tropfen Öl
- einige Tropfen Zitronensaft
- Pfeffer
- 1 EL Crème fraîche

* Hier besteht die Gemüseportion aus zwei Teilen.

Reis in Salzwasser körnig kochen.
Vom Brokkoli die Röschen abschneiden und beiseite stellen. Die Stiele in Scheiben schneiden und in einer knappen Tasse Wasser mit ½ Würfel Instant-Gemüsebrühe sehr weich kochen.
Putenschnitzel und Champignons in dünne Scheiben schneiden. Eine beschichtete Pfanne erhitzen und mit einigen Tropfen Öl auswischen. Das Putenfleisch zusammen mit den Champignons auf hoher Hitze scharf anbraten und auf mittlerer Hitze goldbraun zu Ende braten. Mit Zitronensaft Salz und Pfeffer würzen und beiseite stellen.
Die Brokkolistiele in der Brühe mit dem Schneidstab pürieren. Crème fraîche hineinrühren. Die Brokkoliröschen zugeben und 2 Min. in der Sauce köcheln lassen. Putenfleisch mit Champignons unterheben und alles kurz erhitzen. Neben dem Reis anrichten.

☛Tip:
Brokkoli gibt's meistens in 250-g-Portionen. Kochen Sie die restlichen 100 g Brokkoli (im ganzen) mit den Stielen mit, und nehmen Sie sie nach 8 Min. aus der Brühe.
Braten Sie mit dem Putenfleisch auch noch 50 g mehr mit, stellen Sie es beiseite.
Kochen Sie gleich eine Portion Reis mehr mit. Das ergibt einen Salat fürs Abendessen oder fürs Lunchpaket. Das nennt man Kettenkochen – spart Zeit und Geld.

Putencurry mit Banane

- ● 1 Portion Reis
- Salz
- ● 150 g Putenschnitzel
- 2 Frühlingszwiebeln
- ● 1 Banane*
- 1 EL Crème fraîche
- 1 EL Zitronensaft
- 3 EL Wasser
- 2 TL Curry
- 1 TL Zucker
- Pfeffer
- 2 TL Butter o. Margarine

* Hier besteht die Gemüseportion aus Obst.

Reis in Salzwasser körnig kochen. Putenschnitzel in 4 bis 5 flache Scheiben schneiden. Frühlingszwiebeln und Banane schräg in dicke Scheiben schneiden.

Crème fraîche, Zitronensaft, Wasser, Curry, Zucker, Salz und Pfeffer verrühren.

Eine beschichtete Pfanne erhitzen und darin Butter oder Margarine zerlassen. Die Putenschnitzel auf beiden Seiten braun braten. Mit Salz und Pfeffer würzen. Dann Bananenscheiben und Frühlingszwiebeln zugeben. Die Bananen auf jeder Seite 1 Min. hellbraun braten.

Die Currysahne zugeben und einmal kurz aufkochen.

Das Putencurry neben dem Reis anrichten.

☛Tip:
Nehmen Sie für dieses Gericht eine kleine, reife Banane.
Sie gibt dem Putencurry einen besseren Geschmack.
Übrigens, Sie können dieses Gericht auch mal mit Ananas (Dose) ausprobieren.

Hähnchenbrust mit Apfelsinensauce, grünem Spargel und Reis

- 1 Portion Reis

Salz

1 Apfelsine (ungespritzt)

- 1 Portion grüner Spargel (500 g)

2 Tassen Wasser

½ Würfel Instant-Gemüsebrühe

einige Tropfen Öl

- 2 kleine Hähnchenbrustfilets (150 g)

Pfeffer

1 EL Zitronensaft

1 Prise Curry (wer Curry nicht mag, kann ihn weglassen)

1 EL Crème fraîche

Reis in Salzwasser körnig kochen.
Ein Stückchen der Apfelsinenschale in feine Streifen schneiden. Ein Viertel der Apfelsine schälen, so daß auch die weiße Haut dabei entfernt wird, und dieses »nackte« Fruchtfleisch kleinschneiden. Den Rest der Apfelsine auspressen.
Nur die Enden vom Spargel schälen. Die Spargelstangen mit einem Baumwollfaden bündeln. In Wasser mit Instant-Gemüsebrühe knackig kochen, dauert etwa 7 Min.
Eine beschichtete Pfanne erhitzen und mit einigen Tropfen Öl auswischen. Die Hähnchenbrustfilets darin auf beiden Seiten goldbraun braten, mit Salz und Pfeffer würzen und warm stellen.
Die Apfelsinenstücke und 3 EL Apfelsinensaft in die Pfanne geben. Zitronensaft zugießen und etwas einkochen. Mit Salz, Pfeffer und Curry würzen. Crème fraîche in der Sauce verrühren und einmal aufkochen. Die Hähnchenbrustfilets zurück in die Pfanne mit der Sauce legen und aufwärmen.
Das Spargelbündel abtropfen lassen und auf einen Teller legen. Hähnchenbrust und Reis daneben anrichten. Die Apfelsinensauce über das Hähnchenfleisch gießen.

☛Tip:
**Schneiden Sie von jeder Spargelstange ein 3 cm langes Stück ab. Kochen Sie diese Spargelstücke mit dem Stangenspargel mit.
Die Spargelstücke mit der Brühe zugedeckt in den Kühlschrank stellen.
Je 1 Portion Hähnchenbrust und Reis mehr mitgaren.
Ergibt für den nächsten Tag ein Spargelragout für das Mittagessen.**

Kohlrabi-Eintopf

- 3 Kartoffeln
- 1 Kohlrabi
- 1½ Tassen Wasser
- ½ Würfel Instant-Gemüsebrühe

Fleischteig:

- 100 g Putenschnitzel
- 1 Frühlingszwiebel
- 1 Knoblauchzehe
- 1 EL gehackte Petersilie
- 1 EL Semmelbrösel
- 2 EL Mineralwasser
- Salz, Pfeffer
- Edelsüß-Paprika

- einige Tropfen Öl
- einige Tropfen Zitronensaft
- 1 EL Crème fraîche
- Kräuterwürzmittel
- 1 EL gehackte Petersilie

Kartoffeln und Kohlrabi schälen und würfeln. Ein Stück vom Kohlrabi in kleine, dünne Scheiben schneiden, das Kohlrabigrün grob hacken und beides beiseite stellen. Kartoffel und Kohlrabiwürfel in dem Wasser zusammen mit Instant-Gemüsebrühe ca. 30 Min. kochen.
In der Zwischenzeit Putenschnitzel im Blitzhacker zerkleinern. Mit gehackter Frühlingszwiebel, zerdrücktem Knoblauch, Petersilie, Semmelbröseln, Mineralwasser, Salz, Pfeffer und Edelsüß-Paprika vermengen. Den Fleischteig 5 Min. stehen lassen.
Eine beschichtete Pfanne erhitzen und mit Öl auswischen. Aus der Fleischmasse kleine Klößchen formen und rundherum hellbraun braten.
Nach 20 Min. Kochzeit die Suppe mit Zitronensaft und Crème fraîche verrühren. Die zurückbehaltenen Kohlrabischeiben zugeben und weiterköcheln lassen, bis die Suppe sämig ist und die Kohlrabischeiben noch bißfest sind. Putenklößchen und Kohlrabigrün zugeben, kurz erhitzen, mit Salz, Pfeffer und Kräuterwürzmittel abschmecken. Mit Petersilie bestreuen.

Tip:
Statt selbstgemachter Fleischklößchen können Sie auch kleine Klößchen aus Truthahn-Zwiebelmettwurst (1 Stück, 125 g) in der Suppe ziehen lassen. Geht schneller. Diesen Eintopf können Sie auch mit anderen Gemüsesorten zubereiten: mit Möhren, Lauch, Zucchini, Brokkoli.

Majoran-Hähnchen mit Brokkoli

- 1 Portion Reis
Salz
- 150 g Brokkoli
½ Tasse Wasser
½ Würfel Instant-Gemüsebrühe
- 2 kleine Hähnchenbrustfilets (150 g)
1 EL Semmelbrösel
1 EL getrockneter Majoran (gerebelt, nicht gemahlen)
Pfeffer
einige Tropfen Öl
1 EL Crème fraîche
1 EL Zitronensaft
3 EL Brokkolibrühe

Reis in Salzwasser körnig kochen.
Brokkoli putzen. Die Stiele kleinschneiden, die Röschen ganz lassen. Die Stiele in einem Topf mit ½ Tasse Wasser und ½ Würfel Instant-Gemüsebrühe 5 Min. kochen, dann die Röschen zugeben und 3 Min. weiterkochen lassen.
Hähnchenbrustfilets unter kaltem Wasser abspülen. Semmelbrösel mit getrocknetem Majoran, Salz und Pfeffer mischen und die feuchten Hähnchenbrustfilets darin wenden. Die Brösel andrücken.
Eine beschichtete Pfanne erhitzen und mit einigen Tropfen Öl auswischen. Die Hähnchenbrustfilets auf beiden Seiten knusprig braten. Die Pfanne vom Herd nehmen.
In einer Tasse Crème fraîche, Zitronensaft und Brokkolibrühe verrühren. Die restliche Brühe vom Brokkoli wegschütten. Die Crème-fraîche-Mischung zum Brokkoli geben. Einmal kurz aufkochen, dabei den Brokkoli in der Sauce wenden.
Hähnchenbrustfilets und Reis auf einem Teller anrichten, den Brokkoli daneben legen.

☛ Tip:
Statt Brokkoli können Sie auch Blumenkohl nehmen. Versuchen Sie es auch einmal mit Lauch: In dünne Ringe schneiden, eine Hälfte weich kochen, die andere zum Schluß dazutun. Dazu passen auch Kartoffeln, Kartoffelmus, Kartoffelschnee oder Bandnudeln.

Pellkartoffeln mit Kressequark

- ● 3 Kartoffeln
- ● 5 EL Cremequark
- Salz, Pfeffer
- 1 Päckchen Kresse
- ● 1 Portion Salat (Blattsalat, Tomaten, Gurke, Radieschen)
- 2 EL Magermilchjoghurt
- 2 EL Wasser
- 2 TL Senf
- einige Tropfen Zitronensaft
- 1 Prise Zucker

Kartoffeln gründlich unter fließendem Wasser abbürsten und als Pellkartoffeln kochen. Die Schale kann dann mitgegessen werden.
Cremequark mit etwas Salz und Pfeffer verrühren. Die Kresse vom Beet schneiden und die Hälfte unter den Quark heben.
Dazu gibt es einen Salat aus Kopfsalat, Tomaten, grüner Gurke, Radieschen mit einer Sauce aus Magermilchjoghurt, Wasser, Senf, einigen Tropfen Zitronensaft, Zucker, Salz und Pfeffer. Mit der restlichen Kresse bestreuen.

☛Tip:
Kresse enthält eine Menge Vitamine und schmeckt auf Vollkornbrot mit Frischkäse, auf dem Frühstücksei, auf vielen Salaten. Wenn Sie nicht wissen, was Cremequark ist, schauen Sie in der Rubrik »Tips & Tricks« nach.

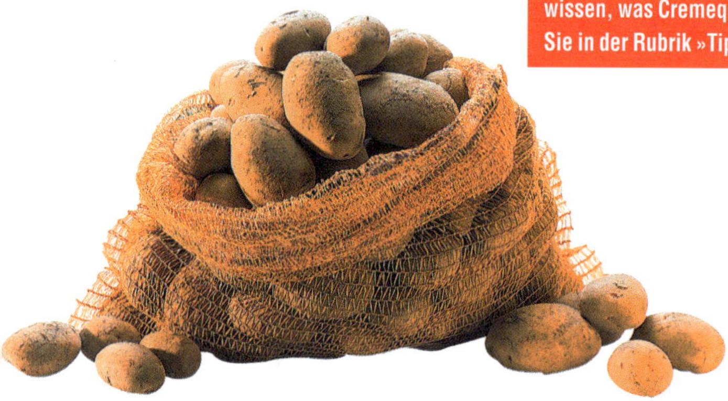

Radieschencreme und neue Kartoffeln

- ● 3 neue Kartoffeln
- ● 3 normale Kartoffeln
- Salz
- 5 EL Cremequark (125 g)
- Pfeffer
- ● 1 Bund Radieschen
- 2 EL Schnittlauchröllchen
- einige Salatblätter

Die Kartoffeln gut unter fließendem Wasser abbürsten und in Salzwasser als Pellkartoffeln kochen, die Schale kann dann mitgegessen werden.
Cremequark mit Salz und Pfeffer würzen. Radieschen in dünne Scheiben schneiden und zusammen mit dem Schnittlauch unterheben. Radieschencreme auf Salatblättern anrichten, die Kartoffeln daneben legen.

☛Tip:
Bis jetzt haben Sie lauter Vorschläge für Fisch, Fleisch, Geflügel und Quark bekommen. Weitere Rezeptvorschläge nach dem BILD-Eßbaukasten finden Sie in der 4- Wochen-Kur, der Kur für alle Fälle:

	Seite
Für Eier:	
Bratkartoffeln mit Spiegeleiern	91
Bauernfrühstück	101
Eier mit Senfsauce	116
Für Käse:	
Käsespätzle	87
Überbackenes Gemüse	89
Risotto	111
Für Hülsenfrüchte:	
Süßsaure Linsen	88
Weiße Bohnen mit Corned beef	106

Knäckebrot mit Käse und Tomatensalat

- 3 Scheiben dünnes Sesam-knäckebrot
- 3 TL Salatcreme
- 1 TL Senf
- 2 Scheiben Käse
- 3 Tomaten
- 1 Frühlingszwiebel
- Salz, Pfeffer
- 1 EL Öl
- 2 EL Wasser
- einige Tropfen Zitronensaft
- 1 Prise Zucker

Knäckebrote mit Salatcreme und dünn mit Senf bestreichen. Mit Käse belegen. Jedes Knäckebrot in der Mitte durchschneiden, auf jedes Stück eine dünne Tomatenscheibe und einige Zwiebelringe legen. Mit Salz und Pfeffer würzen.
Dazu gibt es aus den restlichen Tomaten und Zwiebelringen einen Salat mit einer Sauce aus Öl, Wasser, Zitronensaft, Zucker, Salz und Pfeffer.

Lunchpaket
Käse-Tripeldecker: Knäckebrote mit Salatcreme und Senf bestreichen. Zwei Scheiben mit Salatblättern und Käse belegen und aufeinanderlegen. Die dritte Scheibe darüberklappen. Mit einem scharfen Messer in der Mitte durchschneiden. Jedes Päckchen einzeln in Frischhaltefolie wickeln. Dazu gibt es 3 Tomaten. Besser am Morgen zubereiten, sonst weicht das Knäckebrot durch.

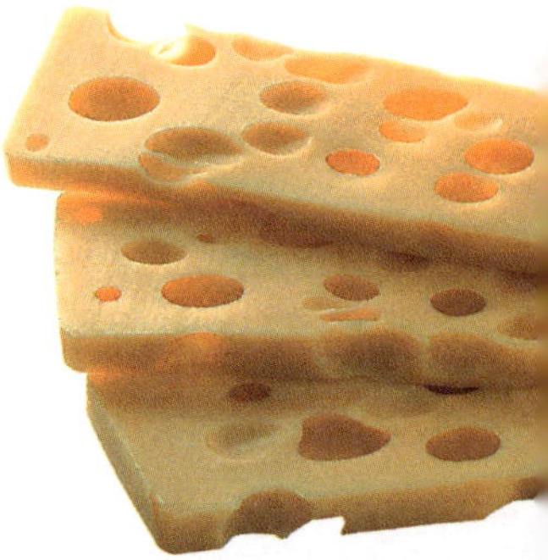

Croque Monsieur

- 1 Stück Baguette (ca. 20 cm)
- 2 TL Salatcreme
- 2 TL Senf
- 1 Scheibe Käse*
- 1 Scheibe gekochter Schinken*
- 1 Tomate
- Salz, Pfeffer
- 1 Portion gemischter Salat
- 2 EL Magermilchjoghurt
- 2 EL Wasser
- 1 EL Tomatenketchup
- 1 EL gehackter Dill

* Hier haben wir nur eine Scheibe Käse, dafür aber noch eine Scheibe Schinken genommen.

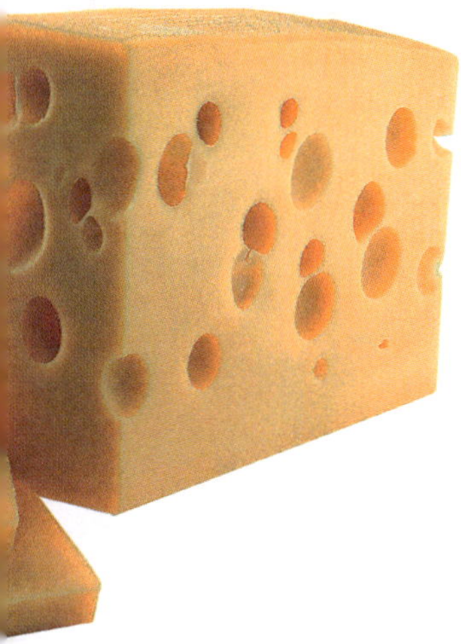

Das Baguette halbieren, eine Hälfte mit Salatcreme, die andere mit Senf bestreichen.
Die Käse- und Schinkenscheibe so durchschneiden, daß sie nicht übers Brot hängen. Eine Baguettehälfte erst mit Schinken, dann mit Käse belegen. Tomatenscheiben darauf verteilen und mit Salz und Pfeffer würzen.
Die beiden Hälften zusammenklappen. Kurz im Backofen oder in einer Deckelpfanne erhitzen, bis der Käse anfängt zu schmelzen.
Dazu gibt es einen gemischten Salat mit einer Sauce aus Magermilchjoghurt, Wasser, Tomatenketchup, Salz, Pfeffer und Dill.

Lunchpaket
Baguette wie oben zubereiten, statt mit Tomatenscheiben mit Salatblättern belegen. Am besten morgens zubereiten, sonst weicht das Baguette durch. Dazu gibt es eine Tüte mit frischer Rohkost.

Käsebrot und Rettichsalat

- ● 2 Scheiben Vollkornbrot
- 2 TL Salatcreme
- 1 TL Senf
- einige Salatblätter
- ● 2 Scheiben Käse
- einige Gurkenscheiben
- Salz, Pfeffer
- 1 EL Schnittlauchröllchen
- ● 1 kleiner Rettich
- 1 EL Öl
- 1 EL Zitronensaft
- 2 EL gehackte Petersilie

Vollkornbrot mit Salatcreme und Senf bestreichen. Salatblätter und Käse darauflegen. Gurkenscheiben auf den Broten verteilen, mit Salz, Pfeffer und Schnittlauch bestreuen.
Dazu gibt es einen Salat: Rettich in dünne Scheiben hobeln. Mit Öl, Zitronensaft, Salz, Pfeffer und Petersilie mischen und eine Weile ziehen lassen.

Lunchpaket
Brote mit Salatcreme und Senf bestreichen, mit Salatblättern und Käse belegen. Die Brotscheiben zusammenklappen, in der Mitte durchschneiden und in Frischhaltefolie wickeln. Über Nacht in den Kühlschrank legen. Den Rettich in Stifte oder dicke Scheiben schneiden, in eine Plastiktüte füllen. Den Rettich zum Käsebrot essen.

Schwarz-weiße Käsehappen

- 2 Scheiben Weißbrot
- 4 Pumpernickeltaler*
- 3 TL Frischkäse-leicht
- 2 Scheiben Käse
- 1 Stück grüne Gurke
- 1 EL Öl
- 2 EL Wasser
- einige Tropfen Zitronensaft
- 1 Prise Zucker
- Salz, Pfeffer
- 1 EL gehackter Dill

* Hier haben wir zwei verschiedene Brotsorten genommen.

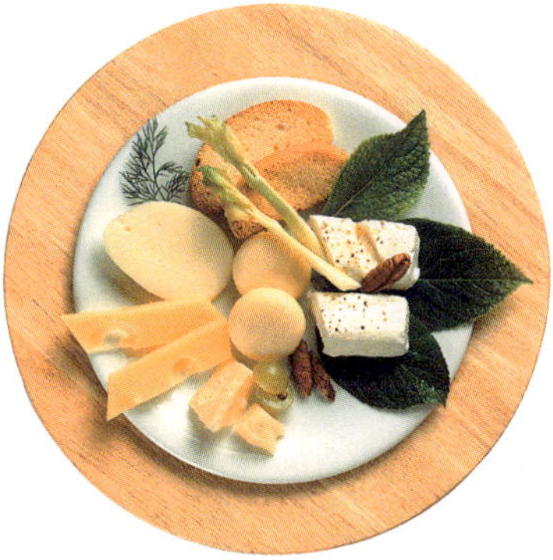

Weißbrot und Pumpernickel mit Frischkäse bestreichen. Auf die bestrichene Seite einer Weißbrotscheibe eine Scheibe Käse, vier dünne Gurkenscheiben und auf jede Gurkenscheibe je einen Pumpernickeltaler legen. Darauf wieder eine Scheibe Käse und Gurkenscheiben. Die zweite Weißbrotscheibe mit der bestrichenen Seite darüberklappen. Kreuzweise durchschneiden. Dazu gibt es einen Salat aus der restlichen grünen Gurke mit einer Sauce aus Öl, Wasser, Zitronensaft, Zucker, Salz, Pfeffer und Dill.

Lunchpaket
Die Weißbrote nicht vierteln, sondern nur halbieren. Die Hälften einzeln in Frischhaltefolie wickeln. Dazu gibt's dicke Gurkenscheiben.

Camembert- Toast

- 2 Scheiben Vollkorntoast
- 1 TL Butter o. Margarine
- 1 Tomate
- 1 Frühlingszwiebel
- Salz, Pfeffer
- ¼ runder Camembert o.
- 2 Scheiben Käse
- 1 Portion gemischter Salat
- 1 EL Öl
- 2 EL Wasser
- einige Tropfen Zitronensaft
- 1 Prise Zucker
- 1 EL Schnittlauchröllchen

Brotscheiben toasten, dünn mit Butter oder Margarine bestreichen, nebeneinander auf einen ofenfesten Teller legen. Tomate und Frühlingszwiebel in dünne Scheiben schneiden und auf den Brotscheiben verteilen. Mit Salz und Pfeffer würzen.
Camembert in dünne Scheiben schneiden und darauf verteilen. Unter dem Grill so lange erhitzen, bis der Käse goldbraun ist. Oder in einer Deckelpfanne (Alufolie unter die Brote legen) so lange erwärmen, bis der Käse schmilzt.
Dazu gibt es einen Salat mit einer Sauce aus Öl, Wasser, Zitronensaft, Zucker, Salz, Pfeffer und Schnittlauch.

Lunchpaket
Toastbrot nicht toasten. Mit Salatcreme bestreichen. Auf eine Scheibe Salatblätter, Camembert und Zwiebelringe legen, mit Salz und Pfeffer würzen. Die andere Scheibe daraufklappen und diagonal durchschneiden. In Frischhaltefolie wickeln und über Nacht in den Kühlschrank legen. Dazu gibt es Tomaten.

Champignon-Toast

- ● 2 Scheiben Vollkorntoast
- ● 4 große Champignons*
- ● 2 Tomaten*
- Salz, Pfeffer
- 1 EL gehacktes Basilikum
- ● 2 Scheiben Käse

* Hier besteht die Gemüseportion aus zwei Sorten.

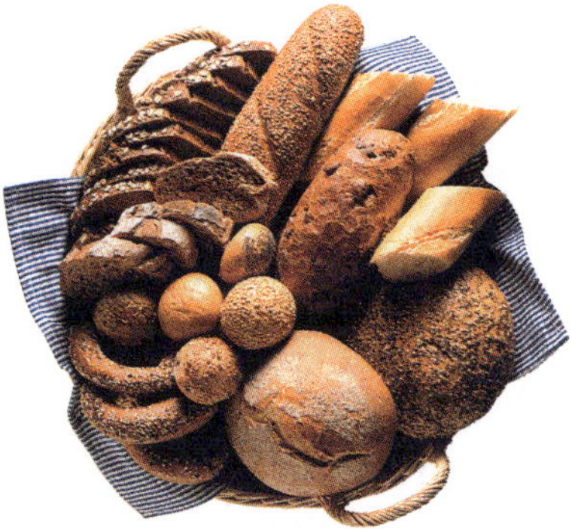

Die Toastscheiben toasten. Auf einen ofenfesten Teller legen.
Die Champignons in Scheiben schneiden und auf den Broten verteilen. Die Brotränder auch gut bedecken. Die Tomaten in Scheiben schneiden und auf die Champignons legen. Mit Salz, Pfeffer und Basilikum bestreuen. Auf jedes Brot eine Käsescheibe legen und unterm Grill überbacken, bis der Käse goldbraun ist. Oder in einer Deckelpfanne (Alufolie unter die Brote legen) so lange erhitzen, bis der Käse schmilzt.

Lunchpaket
Brotscheiben nicht toasten. Mit Salatcreme bestreichen, mit Salatblättern, Käse und Champignonscheiben belegen. Mit Salz, Pfeffer und Basilikum würzen. Die Brote in der Mitte durchschneiden und in Frischhaltefolie wickeln. Dazu gibt's zwei Tomaten.

Nudelpfanne

- 1 Portion gekochte Spaghetti
- 4 große Champignons*
- 2 Tomaten*

Salz, Pfeffer

1 EL gehacktes Basilikum

- 2 Scheiben Käse

* Hier besteht die Gemüseportion aus zwei Sorten.

In eine ofenfeste Form eine Schicht Spaghetti füllen. Champignons und Tomaten kleinschneiden, auf den Spaghetti verteilen. Mit Salz, Pfeffer und Basilikum bestreuen. Die restlichen Spaghetti darauf verteilen. Die Käsescheiben darauflegen und unter dem Grill so lange überbacken, bis der Käse goldbraun ist.

☛Tip:
Wenn Sie Nudeln kochen, egal ob Spaghetti, Bandnudeln oder Makkaroni, kochen Sie gleich eine Portion mehr mit. Daraus können Sie immer diese schnelle Nudelpfanne zaubern.

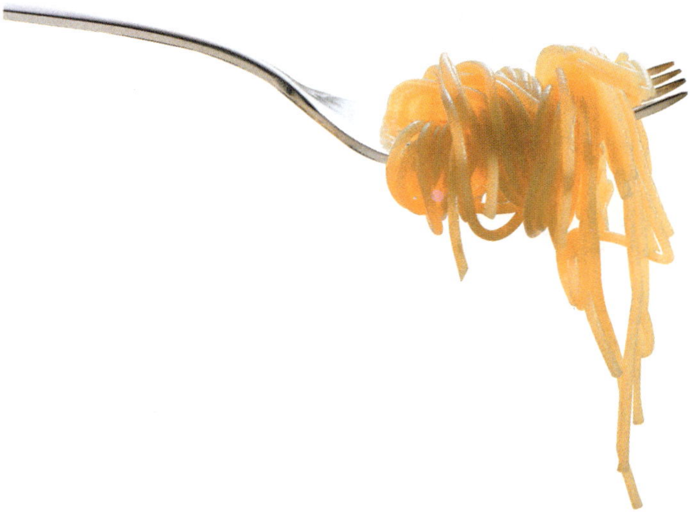

Kartoffelpizza

- ● 3 gekochte Kartoffeln
- ● 100 g Champignons*
- 1 Knoblauchzehe
- 1 EL gehacktes Basilikum
- Salz, Pfeffer
- ● 2 Tomaten*
- 1 EL Weinessig
- 2 EL Wasser
- ½ EL Instant-Brühe
- ● 4 EL geriebener Käse

* Hier besteht die Gemüseportion aus zwei Sorten

Kartoffeln pellen, in Scheiben schneiden. In eine ofenfeste Form schichten. Champignons kleinschneiden. Die Hälfte auf den Kartoffeln verteilen. Diese Schicht mit zerdrücktem Knoblauch, Basilikum, Salz und Pfeffer würzen. Die restlichen Champignons darauf verteilen.

Tomaten in Scheiben schneiden und die Champignons damit abdecken. Auch mit Salz und Pfeffer würzen.

In einer Tasse Essig, Wasser und Instant-Brühe verrühren und über das Gemüse gießen. Alles mit Käse bestreuen und 20 Min. bei 200 Grad im vorgeheizten Backofen goldbraun überbacken.

☛ Tip:
Diese Kartoffelpizza läßt sich auch mit anderen Gemüsesorten oder -mischungen zubereiten: Lauch, Zucchini, Paprikaschoten, Blattspinat, Maiskörnern (Dose), gekochtem Blumenkohl oder Brokkoli. Gewürze und Kräuter müssen dann auf die Gemüsesorten abgestimmt werden.

Mozzarella mit Tomaten

- 3 Tomaten
- 1/3 Kugel Mozzarella

Salz, Pfeffer
einige Blättchen frisches Basilikum
1 EL Olivenöl
1 EL Balsamessig

- 2 Stückchen Baguette

Lunchpaket
Tomaten und Mozzarella kleinschneiden. Eine Sauce zubereiten aus Öl, Balsamessig, etwas Wasser, Salz, Pfeffer und gehacktem Basilikum. Den Salat in eine gut verschließbare Dose füllen. Dazu gibt es Baguette oder zwei Brötchen.

Tomaten in dicke Scheiben schneiden und auf einen Teller legen. Mozzarella in dünne Scheiben schneiden und auf den Tomatenscheiben verteilen. Mit Salz und Pfeffer würzen. Auf jede Mozzarellascheibe ein Blättchen Basilikum legen. Mit Öl und Balsamessig beträufeln. Dazu gibt es Baguette.

Pizza mit Champignons

- 8 EL Pizzamehl
(Fertigprodukt, z. B. von Mondamin)
6 EL Wasser
- 1 Portion Champignons*
1 Frühlingszwiebel
1 Knoblauchzehe
einige Tropfen Öl
einige Tropfen Zitronensaft
Salz, Pfeffer
- 5 EL Tomatensauce*
(Fertigprodukt, z. B.
Tomato al Gusto)
2 EL gehacktes Basilikum
- 1/3 Kugel Mozzarella.

* Hier besteht die Gemüseportion aus Champignons und Tomatensauce.

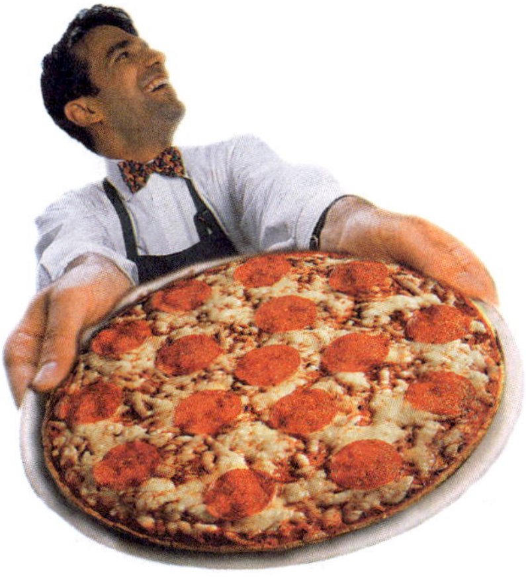

Mit einem Elektroquirl Pizzamehl mit Wasser verkneten, bis sich der Teig vom Schüsselrand löst. An einem warmen Ort mit einem Handtuch zugedeckt 2 Stunden gehen lassen. Champignons und Frühlingszwiebel in Scheiben schneiden, Knoblauch fein würfeln. Eine beschichtete Pfanne erhitzen und mit Öl auswischen. Die Champignons auf hoher Hitze braten, zum Schluß Frühlingszwiebeln und Knoblauch kurz mitbraten. Mit Zitronensaft, Salz und Pfeffer würzen.

Den Pizzateig mit einem Löffel noch einmal durchkneten. Ein Backblech mit Backpapier auslegen. Den Teig daraufgeben. Einen Löffel unter kaltes Wasser halten und mit dem nassen Löffelrücken den Teig dünn verstreichen (Durchmesser ca. 25 cm). Im vorgeheizten Backofen 10 Min. mit 200 Grad vorbacken.

Tomatensauce auf dem Pizzaboden verstreichen. Erst die Champignons und Basilikum, dann den gewürfelten Mozzarella darauf verteilen. 10 Min. weiterbacken.

Schinkenbrot

- 2 Scheiben Vollkornbrot
  2 TL Frischkäse-leicht
  einige Salatblätter
- 2 Scheiben gekochter Schinken
  o. anderer magerer Aufschnitt
  einige Gurkenscheiben
  Salz, Pfeffer
  2 EL Schnittlauchröllchen
- 1 Portion gemischter Salat
  (Kopfsalat, grüne Gurke)
  2 EL Magermilchjoghurt
  2 EL Wasser
  einige Tropfen Zitronensaft
  1 Prise Zucker

Vollkornbrot mit Frischkäse bestreichen, mit Salatblättern, gekochtem Schinken und Gurkenscheiben belegen. Mit Salz, Pfeffer und 1 EL Schnittlauch bestreuen.
Dazu gibt es einen Salat mit einer Sauce aus Magermilchjoghurt, Wasser, einigen Tropfen Zitronensaft, Zukker, Salz, Pfeffer und dem restlichen Schnittlauch.

Lunchpaket
Brote wie oben beschrieben zubereiten, zusammenklappen und in der Mitte durchschneiden. In Frischhaltefolie verpacken. Dazu gibt es dicke Gurkenscheiben.

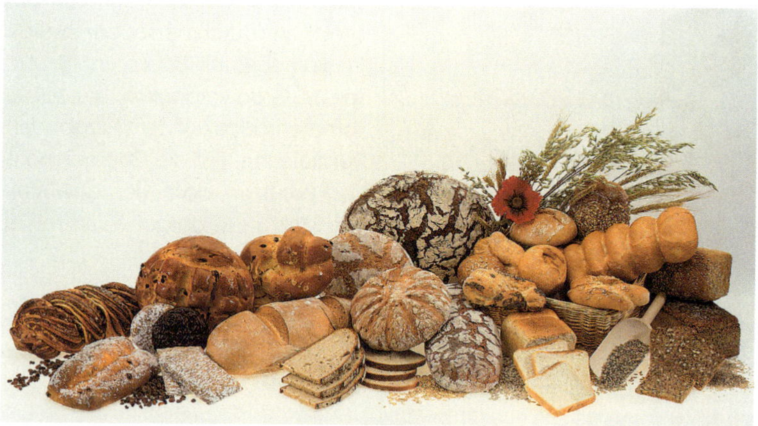

Brot mit Corned beef und Gewürzgurke

- 2 Scheiben Vollkornbrot
- 2 TL Salatcreme
- Salatblätter
- 2 Scheiben Corned beef
- 1 Gewürzgurke
- 1 EL gehackte Petersilie
- 3 Tomaten
- Salz, Pfeffer
- 2 EL Schnittlauchröllchen

Vollkornbrot dünn mit Salatcreme bestreichen. Mit Salatblättern und Corned beef belegen.
Gewürzgurke in Scheiben schneiden und darauf verteilen. Mit gehackter Petersilie bestreuen.
Die Tomaten in dünne Spalten schneiden, rund um die Brote legen. Mit Salz, Pfeffer und Schnittlauchröllchen bestreuen.

Lunchpaket
Brote mit Salatcreme bestreichen. Eine Scheibe mit Salatblättern und Corned beef belegen. Die Gewürzgurke in dünne Scheiben schneiden und darauf verteilen. Mit Petersilie bestreuen. Die andere Scheibe darüberklappen und in der Mitte durchschneiden. In Frischhaltefolie wickeln. Dazu gibt es drei Tomaten.

Bratkartoffeln mit Sülze

- 3 gekochte Kartoffeln
2 Frühlingszwiebeln
Salz, Pfeffer
2 TL Butter o. Margarine
1 Gewürzgurke
- 2 Scheiben Rindfleisch- o. Geflügelsülze
2 TL Remoulade (Tube)
- 1 Portion gemischter Salat (Kopfsalat, Tomaten, grüne Gurke, Radieschen)
2 EL Magermilchjoghurt
2 EL Wasser
1 EL Tomatenketchup
1 EL gehackter Dill

Kartoffeln und Frühlingszwiebeln in Scheiben schneiden. In einer beschichteten Pfanne anrösten, mit Salz und Pfeffer würzen. Butter oder Margarine zugeben und die Kartoffeln goldgelb zu Ende braten.

Die Gewürzgurke in Scheiben schneiden und zusammen mit der Sülze auf einen Teller legen. Einen Klecks Remoulade auf den Tellerrand setzen. Die Bratkartoffeln neben der Sülze anrichten.

Dazu gibt es einen Salat mit einer Sauce aus Magermilchjoghurt, Wasser, Tomatenketchup, Salz, Pfeffer und Dill.

☛ Tip:
Statt Sülze können Sie auch Roastbeef oder anderen mageren Braten nehmen.

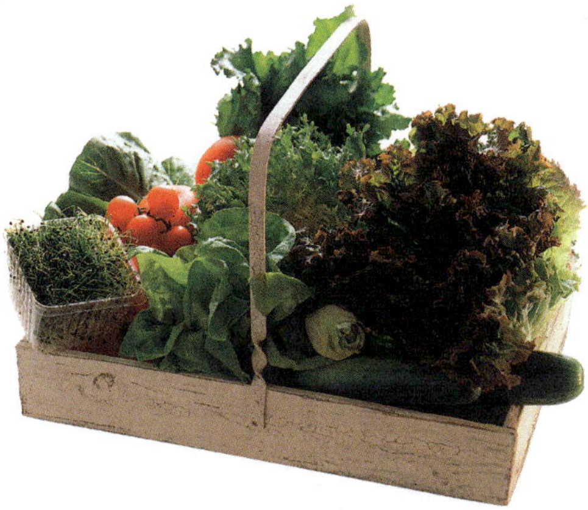

Champignons in Tomatensauce

- 2 Scheiben gekochter Schinken
- 150 g Champignons*
- 3 Frühlingszwiebeln
- 1 Knoblauchzehe
- 2 Tomaten*
- 1 EL Öl
- Salz, Pfeffer
- einige Tropfen Zitronensaft
- 1 EL Tomatenmark (Tube)
- ½ EL getrockneter Oregano
- 2 EL gehackte Petersilie
- 2 Stückchen Baguette

* Hier besteht die Gemüseportion aus zwei Sorten.

Schinken würfeln, Champignons halbieren, Frühlingszwiebeln in Ringe schneiden, Knoblauchzehe in feine Stifte, Tomaten kleinschneiden.
In einer beschichteten Pfanne das Öl erhitzen. Schinkenwürfel, Zwiebeln und Knoblauch kurz darin anrösten, Champignons zugeben und auf ziemlich hoher Hitze braten. Mit Salz, Pfeffer und einigen Tropfen Zitronensaft würzen. Hitze reduzieren.
Tomaten hinzugeben und 2 Min. mitschmoren. Tomatenmark, Oregano und Petersilie unterrühren. Abkühlen lassen. Dazu gibt es Baguette.

Lunchpaket
Das Gemüse wie oben zubereiten, abkühlen lassen und in eine gut verschließbare Dose füllen. Über Nacht in den Kühlschrank stellen. Dazu gibt's Baguette oder zwei Brötchen.

Tatarbrot

- 2 Scheiben Vollkornbrot
- 2 TL Salatcreme
- einige Salatblätter
- 50 g Beefsteakhack
- einige Zwiebelringe
- Salz, Pfeffer
- 1 Gewürzgurke
- 1 Portion Kopfsalat
- 2 El Magermilchjoghurt
- 2 Fl. Weißwein o.
- 2 El Wasser
- 1 El Tomatenketchup
- 1 EL gehackter Dill

Vollkornbrot mit Salatcreme bestreichen und mit einigen Salatblättern belegen. Beefsteakhack, Zwiebelringe, Salz und Pfeffer darauf verteilen. Eine Gewürzgurke in Scheiben schneiden und rundherum legen. Dazu gibt es einen grünen Salat mit einer Sauce aus Magermilchjoghurt, Weißwein, Tomatenketchup, Salz, Pfeffer und Dill.

Lunchpaket
Beefsteakhack mit einer gewürfelten Zwiebel in einer beschichteten Pfanne krümelig braten. Mit Salz und Pfeffer würzen, mit 1 TL Tomatenketchup vermengen. Brotscheiben mit Salatcreme bestreichen und mit Salatblättern belegen. Die Hackfleischmasse auf eine Scheibe häufen, die andere Scheibe daraufklappen, in der Mitte durchschneiden und in Frischhaltefolie wickeln. Dazu gibt es eine Tüte mit rohem Gemüse. Beides über Nacht in den Kühlschrank legen.

Leberbrot

- 2 Scheiben Mischbrot
- 2 TL Salatcreme
- 50 g gebratene Kalbsleber mit gebratenen Apfelstücken und Zwiebelringen
- Salz, Pfeffer
- einige Salatblätter
- 1 Stück grüne Gurke
- 1 EL Schnittlauchröllchen

Die Brotscheiben mit Salatcreme bestreichen. Die Leber in dünne Scheiben schneiden und auf die Brote legen. Mit Salz und Pfeffer würzen. Apfelstücke und gebratene Zwiebelringe darauf verteilen. Die Brote auf Salatblätter setzen, Gurkenscheiben rundherum legen, mit Salz, Pfeffer und Schnittlauch bestreuen.

Lunchpaket
Die Brote mit Salatcreme bestreichen. Auf eine Scheibe Salatblätter, Leber, Apfelstücke und Zwiebeln legen, mit Salz und Pfeffer würzen. Die andere Scheibe darauflegen, in der Mitte durchschneiden und in Frischhaltefolie wickeln. Dazu gibt es Gurkenscheiben.

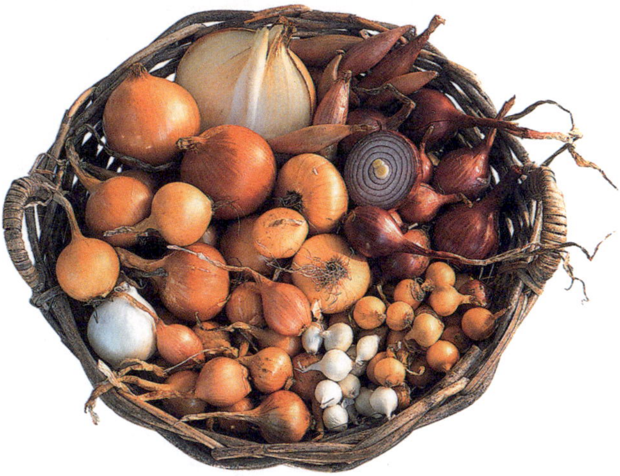

Matjesbrot

- ● 1 Matjesfilet (50 g)
- 2 kleine Gewürzgurken
- ● 2 Scheiben Vollkornbrot
- 3 EL Cremequark
- Salz, Pfeffer
- 1 Zwiebel
- 2 EL Schnittlauchröllchen
- einige Salatblätter
- ● 3 Tomaten

Matjes unter fließendem Wasser abspülen, mit Küchenkrepp trockentupfen. Matjes würfeln und Gewürzgurken in Scheiben schneiden und auf die beiden Brote legen.
Den Cremequark darauf verteilen, mit Salz und Pfeffer würzen. Die Zwiebel in Ringe schneiden und darauflegen. Mit 1 EL Schnittlauchröllchen bestreuen. Das Brot auf den Salatblättern anrichten. Die Tomaten achteln, rundherum legen, mit Salz, Pfeffer und dem restlichen Schnittlauch bestreuen.

Lunchpaket
Die Brotscheiben mit Salatcreme bestreichen. Auf eine Scheibe Salatblätter und das Matjesfilet im ganzen (gewürfelter Hering und Gurke ißt sich beim Sandwich schwer) legen. Die Gewürzgurke längs in dünne Scheiben schneiden, zwei davon auf den Hering legen, den Rest aufessen. Die andere Brotscheibe darüberklappen und in der Mitte durchschneiden. In Frischhaltefolie wickeln, über Nacht in den Kühlschrank legen. Dazu gibt's Tomaten.

Matjessalat mit Röstkartoffeln

- ● ½ süßlicher Apfel*
- 2 Frühlingszwiebeln
- ● 2 Gewürzgurken*
- ● 1 Matjesfilet (50 g)
- 3 EL Cremequark
- 2 EL Gurkenwasser
- Salz, Pfeffer
- ● 3 gekochte Kartoffeln
- 2 TL Butter o. Margarine

* Hier besteht die Gemüseportion aus Obst und Gemüse.

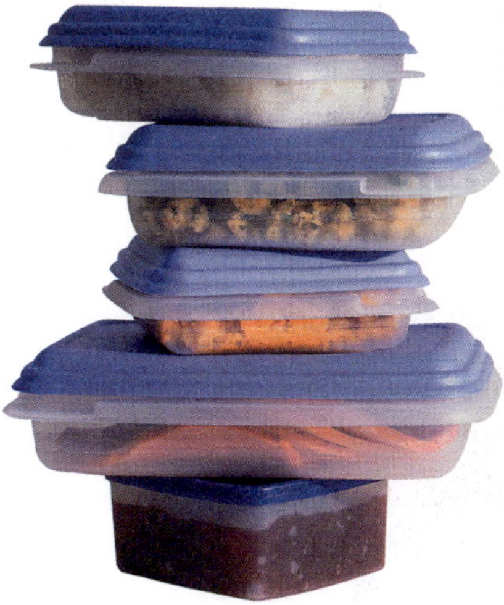

Apfel in dünne Scheiben, Frühlingszwiebeln in Ringe schneiden. Gewürzgurken würfeln. Matjes unter fließendem Wasser abspülen, mit Küchenkrepp trockentupfen und in Happen schneiden.
Eine Sauce rühren aus Cremequark, Gurkenwasser, Salz und Pfeffer. Über den Salat geben und vorsichtig alles miteinander mischen.
Die Kartoffeln würfeln und in einer beschichteten Pfanne anrösten. Mit Salz und Pfeffer würzen. Butter oder Margarine zugeben und die Kartoffeln darin goldbraun zu Ende braten. Die Röstkartoffeln neben dem Matjessalat anrichten.

Lunchpaket
Die gekochten Kartoffeln würfeln und unter den Matjessalat heben. In eine gut verschließbare Dose füllen.

Pizza mit Thunfisch

- 8 EL Pizzamehl (Fertigprodukt, z. B. von Mondamin)
- 6 EL Wasser
- 5 EL Tomatensauce (Fertigprodukt, z. B. Tomato al Gusto)
- 1 kleine Dose Thunfisch (natur, ohne Öl)
- 1 Frühlingszwiebel
- 2 TL Kapern
- 1 EL Crème fraîche

Mit einem Elektroquirl Pizzamehl mit Wasser verkneten, bis sich der Teig vom Schüsselrand löst. An einem warmen Ort mit einem Handtuch zugedeckt 2 Stunden gehen lassen.

Den Pizzateig mit einem Löffel noch einmal durchkneten. Ein Backblech mit Backpapier auslegen. Den Teig draufgeben. Einen Löffel unter kaltes Wasser halten und mit dem nassen Löffelrücken den Teig dünn verstreichen (Durchmesser ca. 25 cm). Im vorgeheizten Backofen 10 Min. mit 200 Grad vorbacken.

Die Tomatensauce auf dem Pizzaboden verstreichen. Thunfisch, Zwiebelringe und Kapern darauf verteilen. Kleckse von Crème fraîche daraufsetzen. 10 Min. weiterbacken.

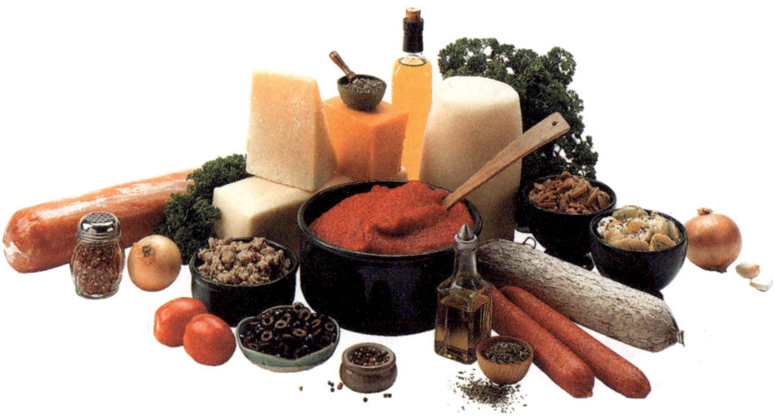

Weizenbrot mit Thunfischcreme

- 1 kleine Dose Thunfisch (natur, ohne Öl)
  1 Stange Staudensellerie
  1 EL Crème fraîche
  Salz, Pfeffer
- 2 Scheiben Weizenbrot
  einige Salatblätter
- 1 Portion gemischter Salat (Kopfsalat, Tomaten, Staudensellerie)
  1 EL Öl
  2 EL Wasser
  einige Tropfen Zitronensaft
  1 Prise Zucker
  1 EL gehackte Petersilie

Thunfisch abtropfen lassen. Staudensellerie putzen, die Fäden abziehen. Staudensellerie in Stücke schneiden. Zusammen mit dem Grün, dem Thunfisch und Crème fraîche in den Blitzhacker geben. Mit Salz und Pfeffer würzen und alles zerkleinern.
Eine Scheibe Weizenbrot mit Salatblättern belegen. Die Thunfischcreme darauf verteilen. Die andere Scheibe darüberklappen und diagonal durchschneiden. Aus der Hand essen.
Dazu gibt es einen Salat aus Kopfsalat, Tomatenachteln und in Scheibchen geschnittenem Staudensellerie mit einer Sauce aus Öl, Wasser, Zitronensaft, Zucker, Salz, Pfeffer und Petersilie.

Lunchpaket
Sandwich wie oben zubereiten, in Frischhaltefolie wickeln. Möglichst morgens zubereiten, sonst weicht es über Nacht durch. Dazu gibt es Tomaten und in Stifte geschnittenen Staudensellerie.

Spargelragout mit Krabben

- ● 1 Portion gekochter Reis
- ● 1 kleine Portion gekochter Spargel*
- ● 1 Staude Chicorée*
- 6 EL Spargelbrühe
- 2 EL Frischkäse-leicht
- ● 50 g Krabbenfleisch
- einige Tropfen Zitronensaft
- Salz, Pfeffer
- 1 EL gehackter Dill

* Hier besteht die Gemüseportion aus zwei Teilen.

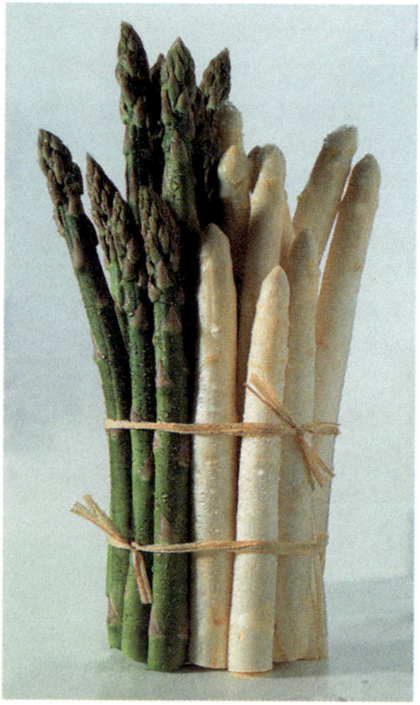

Reis erwärmen, am einfachsten in der Mikrowelle, sonst in einer beschichteten Pfanne.
Den Spargel in Stücke, den Chicorée in dicke Streifen schneiden.
In einer beschichteten Pfanne Spargelbrühe und Frischkäse aufkochen und glattrühren. Spargel, Chicorée und Krabbenfleisch zugeben. Einmal kurz aufkochen. Falls die Sauce zu dick ist, etwas Wasser zugeben. Mit Zitronensaft, Salz, Pfeffer und Dill würzen. Neben dem Reis anrichten.

☛Tip:
Wenn Sie Spargel kochen, den grünen gibt's fast das ganze Jahr hindurch, schneiden Sie von den Spargelstangen immer 3 cm vom Ende ab. Die Stangen bündeln und zusammen mit den Spargelstücken kochen. Das Spargelbündel reicht dann für ein Mittagessen, die Spargelstücke mit Spargelbrühe ergeben ein Abendessen.

Brokkolicremesuppe mit Krabbenfleisch

- 1 Kartoffel
- ● 150 g Brokkoli
- 1½ Tassen Wasser
- 1TL Instant-Brühe
- 1 EL Crème fraîche
- Salz, Pfeffer
- Muskat
- ● 50 g Krabbenfleisch
- ● 2 Stückchen Baguette

Kartoffel schälen und würfeln, Brokkoli kleinschneiden, einige Röschen zurückbehalten. Das Gemüse in Wasser mit Instant-Brühe weich kochen. Mit einem Schneidstab pürieren.
Mit Crème fraîche, Salz, Pfeffer und Muskat würzen, eventuell etwas Wasser nachgießen. Die zurückbehaltenen Röschen und 50 g Krabbenfleisch kurz darin erwärmen. Die Suppe in eine Suppenschale füllen. Dazu gibt es Baguette.

☛Tip:
Diese Cremesuppe läßt sich aus vielen Gemüsesorten, zubereiten: Erbsen, Möhren, Lauch, Blumenkohl, Knollensellerie, Staudensellerie usw. Statt Krabben können Sie Würstchenscheiben, Klößchen aus Truthahnmettwurst, gewürfelte und gebratene Hähnchenbrust (immer 50-g-Portionen) in der Suppe erhitzen. Wer es fleischlos haben möchte, nimmt geröstete Weißbrotwürfel.

Krabben auf portugiesische Art

- 1 Zwiebel
- 1 Knoblauchzehe
- ● 150 g Champignons
- 1 Tomate
- ● 50 g Krabbenfleisch
- 1 EL Öl
- 2 EL Weißwein
- Salz, Pfeffer
- ● 2 Stückchen Baguette

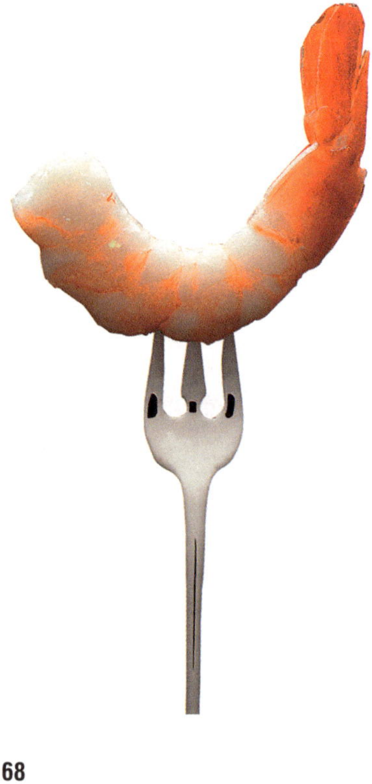

Zwiebel und Knoblauchzehe würfeln. Champignons in Scheiben schneiden. Tomate achteln. Krabbenfleisch abspülen und auf Küchenkrepp abtropfen lassen.
In einer beschichteten Pfanne Öl erhitzen. Champignons auf ziemlich hoher Hitze braten. Hitze herunterschalten.
Zwiebeln und Knoblauch zugeben. Kurz mitbraten. Krabben, Tomatenachtel und Weißwein zugeben und mit den Champignons vermengen. 5 Min. erhitzen. Mit Salz und Pfeffer würzen. Dazu gibt es Baguette.

Lunchpaket
Das Gericht abkühlen lassen und in eine gut verschließbare Dose füllen. Dazu gibt es Baguette oder zwei Brötchen.

Geflügelsalat

- 1 kleines, gebratenes Hähnchenbrustfilet
- 1 Staude Chicorée*
- ½ Apfelsine*
- 1 Portion gekochter Reis

Salz, Pfeffer
3 EL Cremequark
1 EL Zitronensaft
1 TL Crème fraîche
½ TL Curry
1 TL Zucker

* Hier besteht die Gemüseportion aus Obst und Gemüse

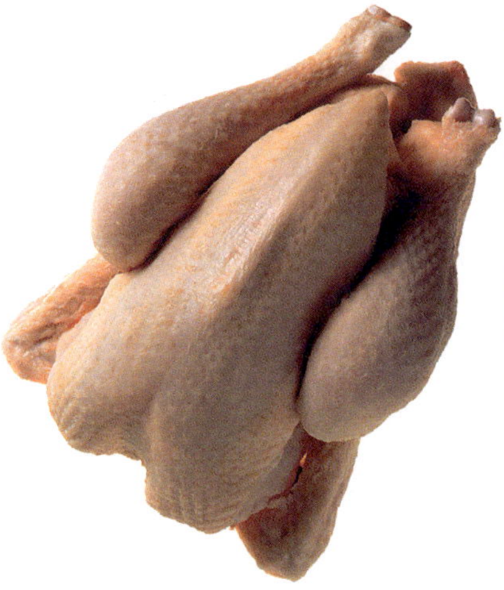

Hähnchenbrustfilet, Chicorée und Apfelsine in Scheiben schneiden. Alles mit dem Reis mischen. Mit Salz und Pfeffer würzen. Cremequark mit Zitronensaft, Crème fraîche, Curry, Zucker, Salz und Pfeffer verrühren. Über den Salat geben und einmal vorsichtig umrühren.

☛Tip:
Wenn Sie schon dabei sind, für ein Mittagessen Hähnchenbrustfilets zu braten, braten Sie gleich ein kleines mit für diesen Salat. Kochen Sie auch eine Portion Reis mehr mit.

Lunchpaket
Den Salat wie oben zubereiten und in eine gut verschließbare Dose füllen. Über Nacht in den Kühlschrank stellen.

1 Scheibe Vollkorntoast
1 TL Frischkäse-leicht
1 TL Honig

Honigtoast
Brot toasten, mit Frischkäse bestreichen und mit Honig beträufeln.

Mehrkornbrötchen
1 EL Cremequark
2 TL Marmelade

Marmeladenbrötchen
Brötchen halbieren. Beide Hälften mit Cremequark und Marmelade bestreichen.

2 Scheiben Weißbrot
2 TL Frischkäse-leicht
½ Banane
1 EL gehackte Zitronenmelisse

Bananen-Sandwich
Weißbrot mit Frischkäse bestreichen. Auf einer Scheibe Bananenscheiben und Zitronenmelisse verteilen, die andere Scheibe darüberklappen, diagonal durchschneiden.

1 Scheibe Pumpernickel
1 EL Cremequark,
einige Gurkenscheiben
Salz, Pfeffer
1 TL gehackter Dill

Pumpernickel mit Gurkenscheiben
Pumpernickel mit Cremequark bestreichen. Mit einigen dünnen Gurkenscheiben belegen und mit Salz, Pfeffer und Dill bestreuen.

1 Laugenbrezel
1 TL Frischkäse-leicht
2 TL Schnittlauchröllchen

Laugenbrezel mit Schnittlauch
Laugenbrezel aufschneiden, mit Frischkäse bestreichen, mit Schnittlauch bestreuen.

1 Scheibe Vollkornbrot
2 TL Salatcreme
1 Gewürzgurke
2 TL gehackter Dill

Vollkornbrot mit Gewürzgurke
Brot mit Salatcreme bestreichen. Die Gewürzgurke in dünne Scheiben schneiden und darauf verteilen. Mit Dill bestreuen.

Tomatenbrot

- 1 Scheibe Mischbrot
- 1 EL Cremequark
- 1 Tomate
- 1 kleine Zwiebel
- Salz, Pfeffer

Brot mit Cremequark bestreichen, Tomate in Scheiben schneiden und auf dem Brot verteilen. Mit fein gewürfelter Zwiebel, Salz und Pfeffer bestreuen.

Knäckebrot mit Radieschencreme

- 1 EL Cremequark
- Salz, Pfeffer
- 1 Scheibe Knäckebrot
- 1 TL Schnittlauchröllchen

Radieschen in dünne Scheiben schneiden, mit Cremequark mischen, mit Salz und Pfeffer würzen. Radieschencreme auf das Knäckebrot streichen und mit Schnittlauch bestreuen.

Buntes Pumpernickel

- 4 Pumpernickeltaler
- 2 TL Frischkäse-leicht
- einige Bananenscheibchen
- 1 TL Honig
- 1 Scheibe grüne Gurke
- 1 Scheibe Tomate
- Salz, Pfeffer
- 1 TL Schnittlauch

Pumpernickeltaler mit Frischkäse bestreichen. Einen Taler mit Bananenscheibchen belegen, einen mit Honig beträufeln, die beiden anderen mit je einer Scheibe grüner Gurke und Tomate anrichten, mit Salz, Pfeffer und Schnittlauch würzen. Von diesen Talern können Sie zwischendurch so viele essen, bis Sie richtig satt sind.

Schnittlauchbrot

- 1 Scheibe Sonnenblumenbrot
- 1 EL Cremequark
- Salz, Pfeffer
- 1 EL Schnittlauch

Sonnenblumenbrot mit Cremequark bestreichen. Mit Salz, Pfeffer und Schnittlauch bestreuen.

Brötchen mit Liptauer Käse

- 2 TL Frischkäse-leicht
- Salz, Pfeffer
- ½ TL Edelsüß-Paprika
- 1 Vollkornbrötchen
- 1 Stückchen Paprikaschote

Frischkäse mit Salz, Pfeffer und Edelsüß-Paprika verrühren. Das Brötchen halbieren und den Liptauer auf die Brötchenhälften streichen. Paprikaschote fein würfeln und darauf verteilen.

Grünes Sandwich

- 1 Scheibe Weißbrot
- 1 Scheibe Pumpernickel
- 2 TL Salatcreme
- 1 EL Schnittlauchröllchen
- einige Salatblätter
- 1 kleine Gewürzgurke

Weißbrot und Pumpernickel mit Salatcreme bestreichen. Das Pumpernickel mit Schnittlauch bestreuen, mit Salatblättern belegen. Die Gewürzgurke in lange, dünne Scheiben schneiden und darauf verteilen. Das Weißbrot darüberklappen und diagonal durchschneiden.

Kartoffelschnee mit Champignons

- 3 Kartoffeln
- Salz
- 1 Portion Champignons
- 1 Frühlingszwiebel
- einige Tropfen Zitronensaft
- Pfeffer
- 4 EL Wasser
- 1 EL Crème fraîche
- 1 EL grob gehackte Petersilie

Kartoffeln würfeln und in Salzwasser weich kochen. Champignons in Scheiben, Frühlingszwiebel in Ringe schneiden. In einer beschichteten Pfanne die Pilze scharf anbraten, Frühlingszwiebeln zugeben, kurz mitbraten. Mit Zitronensaft, Salz und Pfeffer würzen. Wasser und Crème fraîche zugeben, einmal kurz aufkochen, Petersilie hineinrühren. Das Kartoffelwasser abgießen, die Kartoffeln durch eine Kartoffelpresse auf einen Teller drücken. Die Champignons darübergeben.

Kartoffeln mit Kressecreme

- 3 Kartoffeln
- Salz
- 3 EL Cremequark
- 1 Knoblauchzehe
- Pfeffer
- ½ Paket Kresse

Kartoffeln unter fließendem Wasser gut abbürsten und in Salzwasser kochen, mit Schale essen. Cremequark mit zerdrücktem Knoblauch, Salz und Pfeffer verrühren. Die Kartoffeln halbieren, auf einen Teller legen. Den Quark daneben anrichten und mit Kresse bestreuen.

Kümmelkartoffeln mit Gurkenquark

- 1 TL grobes Salz
- 1 TL Kümmel
- 3 gekochte Kartoffeln
- 1 TL Butter o. Margarine
- 1 Stück grüne Gurke
- 3 EL Cremequark
- Salz, Pfeffer
- 1 EL gehackter Dill

Alufolie auf ein Backblech legen, mit Salz und Kümmel bestreuen. Kartoffeln halbieren. Butter oder Margarine schmelzen und die Schnittflächen damit bepinseln und auf die Alufolie setzen. Von oben mit Butter bepinseln und mit Salz und Kümmel bestreuen. 10 Min. mit 200 Grad backen. Grüne Gurke fein würfeln und mit Cremequark, Salz, Pfeffer und Dill mischen. Die Kartoffeln neben dem Gurkenquark anrichten.

Warmer Kartoffelsalat

- 1 Stück grüne Gurke
- 3 gekochte Kartoffeln
- 1 Tomate
- 1 Zwiebel
- 1 EL Öl, 2 EL Wasser
- ½ TL Instant-Brühe
- 1 EL Essig, Salz, Pfeffer
- 2 EL Schnittlauchröllchen

Grüne Gurke längs vierteln. Gurke und Kartoffeln in Scheiben schneiden. Tomate achteln. Zwiebel fein würfeln und zusammen mit Öl, Wasser, Instant-Brühe, Essig, Salz und Pfeffer in einer Pfanne erhitzen. Das kleingeschnittene Gemüse zugeben, kurz darin erwärmen und auf einem Teller anrichten. Mit Schnittlauch bestreuen.

Reis mit Pilzen

- 1 Portion Pilze (Champignons, Austernpilze, Shiitake, Pfifferlinge, Steinpilze)
- 1 Knoblauchzehe
- 1 Frühlingszwiebel
- einige Tropfen Öl
- einige Tropfen Zitronensaft
- 1 Msp. Instant-Brühe
- Salz, Pfeffer
- 1 Portion gekochter Reis
- 4 EL Wasser
- 1 EL gehackte Petersilie

Pilze putzen, kurz abspülen, mit Küchenkrepp trockentupfen, in Scheiben schneiden. Knoblauch würfeln, Frühlingszwiebel in Ringe schneiden. Eine beschichtete Pfanne mit Öl auswischen. Pilze auf hoher Hitze anrösten. Knoblauch und Frühlingszwiebel zugeben und kurz mitbraten. Mit Zitronensaft, Instant-Brühe, Salz und Pfeffer würzen. Hitze herunterschalten. Reis zugeben und mit den Pilzen mischen. Wasser zugießen, Petersilie zugeben, alles einmal gut mischen und kurz erhitzen. Übrigens, auch eine gute Beilage zu Fleisch- und Geflügelgerichten.

Spinatreis

- 150 g geputzter Spinat o. ½ Paket TK-Blattspinat
- 1 Portion gekochter Reis
- 1 Knoblauchzehe
- Salz, Pfeffer
- 1 TL Butter o. Margarine

Spinat grob hacken und in einer beschichteten Deckelpfanne unter gelegentlichem Rühren zugedeckt zusammenfallen lassen. Reis zugeben und erwärmen. Fein gewürfelten Knoblauch, Salz und Pfeffer zugeben, alles miteinander mischen. Die Butter oder Margarine zum Schluß zugeben und schmelzen lassen. Übrigens, statt Reis können Sie auch gekochte Kartoffeln nehmen. In dünne Scheiben schneiden und mit dem Spinat mischen.

1 Kartoffel
1 Portion Blumenkohl
1½ Tassen Wasser
½ Würfel Instant-Gemüsebrühe
1 EL Crème fraîche
2 EL Zitronensaft
1 Prise Muskat
Salz, Pfeffer
1 EL gehackte Petersilie

Blumenkohlsuppe

Kartoffel schälen, würfeln, Blumenkohl in Röschen teilen. In dem Wasser mit Instant-Brühe kochen. Noch 6 Min. einige Röschen herausnehmen und beiseite stellen. Den Rest sehr weich kochen und mit dem Schneidstab pürieren. Crème fraîche hineinrühren, mit Zitronensaft, Muskat, Salz und Pfeffer abschmecken. Die zurückbehaltenen Röschen wieder zugeben, einmal kurz erhitzen. Mit Petersilie bestreuen.

1 Kartoffel
½ Bund Staudensellerie
1 ½ Tassen Wasser
½ Würfel Instant-Gemüsebrühe
1 EL Crème fraîche
1 El Zitronensaft

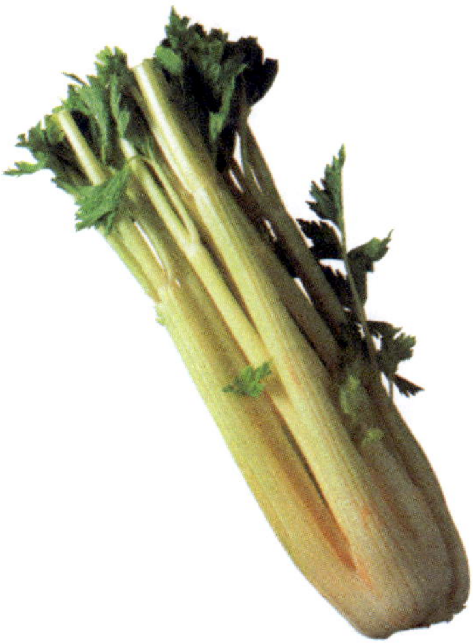

Selleriecremesuppe

Kartoffel schälen und würfeln. Vom Staudensellerie die Fäden abziehen und kleinschneiden (Selleriegrün hacken und beiseite stellen). Mit Wasser und Instant-Gemüsebrühe weich kochen. Mit dem Schneidstab pürieren. Crème fraîche und Zitronensaft hineinrühren. Eventuell etwas Wasser zugeben, wenn die Suppe zu dickflüssig ist. Zum Schluß das Selleriegrün darüberstreuen. Falls Sie Staudensellerie übrigbehalten, versuchen Sie einmal das Rezept fürs Abendessen »Weizenbrot mit Thunfischcreme« (S. 65).

Currycremesuppe

- 1 Banane
- 1 Frühlingszwiebel
- 1 TL Butter o. Margarine
- 2 TL Curry
- 1 Tasse Wasser
- 1 TL Instant-Brühe
- 1 TL Crème fraîche

Banane in Scheiben, Frühlingszwiebel in Ringe schneiden. Einige Bananenscheiben und Zwiebelringe beiseite legen. In einem Topf Butter oder Margarine zerlassen. Banane und Zwiebel darin anbraten, mit Curry bestäuben. Wasser und Instant-Brühe zugeben, 10 Min. köcheln lassen. Die Suppe pürieren. Crème fraîche hineinrühren und kurz erhitzen. Mit Bananenscheiben und Zwiebelringen anrichten.

Spargelsuppe

- 1 Kartoffel
- 1 Portion grüner o. weißer Spargel (5 Stangen)
- 1 ½ Tassen Wasser
- ½ Würfel Instant-Gemüsebrühe
- 1 EL Crème fraîche
- einige Tropfen Zitronensaft
- Salz, Pfeffer
- 1 EL gehackte Petersilie

Kartoffel schälen und würfeln. Spargel schälen, in Stücke schneiden. Kartoffeln in Wasser mit Instant-Gemüsebrühe 10 Min. kochen. Den Spargel zugeben und 7 Min. weiterkochen. Spargelköpfe und zwei Stücke Spargel herausfischen. Wenn die Kartoffeln richtig weich sind, mit einem Schneidstab pürieren. Crème fraîche hineinrühren, mit Zitronensaft, Salz und Pfeffer abschmecken. Die Spargelstücke in Stifte schneiden und zusammen mit den Spargelköpfen zurück in die Suppe geben. Die Suppe kurz erhitzen und mit Petersilie bestreuen.

Pilzbouillon mit Reis

- 1½ Tassen Wasser
- 1 TL Instant-Brühe
- 100 g Pilze
- Salz, Pfeffer
- 1 Portion gekochter Reis
- 2 EL Grünzeug (gehackter Spinat, Chinakohl, Erbsen, lange Schnittlauchröllchen o. Prinzeßbohnen)

Wasser mit Instant-Brühe erhitzen. Pilze in Scheiben schneiden und in einer beschichteten Pfanne rösten, mit Salz und Pfeffer würzen und in die Brühe geben. Reis und in Streifen geschnittenes Grünzeug kurz vor dem Servieren in die Suppe geben, alles kurz erhitzen.

Gurkenkaltschale

- 150 g grüne Gurke
- 1 Becher Magermilchjoghurt
- 1 TL Crème fraîche
- 1 Knoblauchzehe
- Salz, Pfeffer
- 2 EL gehackter Dill
- 1 Dillzweig

Gurke mit Schale in der Küchenmaschine fein raspeln. Eine Gurkenscheibe fein würfeln und beiseite stellen. Joghurt mit Crème fraîche, zerdrücktem Knoblauch, Salz, Pfeffer und Dill verrühren. Die Gurkenmasse zugeben und unterrühren. Mit Salz und Pfeffer noch einmal abschmekken. Für eine Stunde in den Kühlschrank stellen. In eine Suppenschale füllen, mit Gurkenwürfeln und einem Dillzweig anrichten.

Riesensalat

- ½ Kopf Kopfsalat o. Eisbergsalat
- 1 Bund Radieschen
- einige Champignons
- 1 Stück grüne Gurke
- 2 Tomaten
- Salz, Pfeffer
- 4 EL Magermilchjoghurt
- 4 EL Wasser
- 2 EL Tomatenketchup
- 2 EL gehackter Dill

Kopfsalat zerpflücken. Radieschen, Champignons, grüne Gurke und Tomaten in Scheiben schneiden. Mit Salz und Pfeffer würzen und gut mischen. Eine Sauce zubereiten aus Joghurt, Wasser, Tomatenketchup, Salz, Pfeffer und Dill. Über den Salat gießen.

Blumenkohlsalat

½ gekochter kleiner Blumenkohl
Salz, Pfeffer
1 EL Öl
1 EL Zitronensaft
1 EL gehackte Petersilie

Blumenkohl in Röschen teilen. Mit Salz und Pfeffer würzen. Öl, Zitronensaft und Petersilie zugeben. Alles gut mischen und eine Weile ziehen lassen.

Gurkensalat

1 Stück grüne Gurke
1 EL Öl
2 EL Wasser
1 EL Zucker, Salz, Pfeffer
1 EL gehackter Dill

Grüne Gurke mit Schale in dünne Scheiben hobeln. Öl mit Wasser, Zukker, Salz und Pfeffer verrühren und über die Gurkenscheiben geben. Mit Dill bestreuen.

Rettichsalat

1 kleiner Rettich
Salz
1 EL Öl
1 EL Zitronensaft
2 EL gehackte Petersilie
Pfeffer

Rettich schälen und in ganz dünne Scheiben hobeln. Kräftig salzen und eine Weile stehenlassen. Den Rettichsaft mit dem Salz abgießen. In einer Schüssel Öl und Zitronensaft verrühren, Rettich und Petersilie zugeben. Alles mischen und mit Pfeffer würzen. Eine Weile durchziehen lassen.

Möhrensalat

1 Möhre
100 g Sellerieknolle
1 kleiner Apfel
1 EL gehackte Haselnüsse
3 EL Zitronensaft
1 EL Zucker
Salz, Pfeffer
1 EL gehackte Petersilie

Möhre putzen, Sellerieknolle schälen, vom Apfel das Kerngehäuse entfernen, nicht schälen. Möhre, Sellerie und Apfel raspeln. Alles mit den Nüssen mischen. Mit Zitronensaft, Zucker, Salz und Pfeffer würzen. Die Petersilie unterheben und eine Weile durchziehen lassen.

- 1 Staude Chicorée
- ½ Avocado
- 1 Pfirsich
- einige Tropfen Zitronensaft
- Salz, Pfeffer
- 1 EL Magermilchjoghurt
- 1 EL Zitronensaft

Chicoréesalat mit Avocadocreme

Vom Chicorée die Spitzen abschneiden, den Rest in Streifen schneiden. Die Spitzen kreisförmig auf einen Teller, die Streifen in die Mitte legen. Avocado schälen und längs halbieren. Die eine Hälfte und den Pfirsich in dünne Scheiben schneiden und auf die Chicoréestreifen legen. Alles mit Zitronensaft beträufeln, mit Salz und Pfeffer würzen. Die andere Avocadohälfte zerkleinern und in einen Becher geben. Joghurt, Zitronensaft, Salz und Pfeffer zugeben und mit dem Schneidstab pürieren. Den Dill unterheben. Die Avocadocreme als Klecks auf den Salat setzen.

- 1 Portion grüner o. weißer Spargel
- ½ Tasse Wasser
- ½ Würfel Instant-Gemüsebrühe
- 1 EL Öl
- 2 EL Zitronensaft
- Salz, Pfeffer
- 1 Frühlingszwiebel
- 1 Portion gekochter Reis
- 1 EL gehackte Petersilie

Spargelsalat

Spargel schälen, in Stücke schneiden und in Wasser mit Instant-Gemüsebrühe knackig kochen. In der Brühe abkühlen lassen. In einer Schüssel eine Sauce rühren aus Öl, Zitronensaft, Salz und Pfeffer. Frühlingszwiebel schräg in Scheiben schneiden, zur Sauce geben. Den Spargel mit der restlichen Brühe und den Reis zugeben. Alles gut miteinander mischen, mit Petersilie bestreuen.

Marinierte Champignons

- 1 Knoblauchzehe
- ½ Tasse Weißwein
- Salz, Pfeffer
- 1 Prise Piment
- 1 Lorbeerblatt
- 1 Portion Champignons
- einige Tropfen Öl
- einige Tropfen Zitronensaft
- 1 Frühlingszwiebel

Knoblauch in Stifte schneiden. Einen Sud zubereiten aus Weißwein, Knoblauch, Salz, Pfeffer, Piment und Lorbeerblatt. Alles in einer kleinen Pfanne einmal kurz aufkochen und abkühlen lassen. Kleine Champignons ganz lassen, große vierteln. Eine beschichtete Pfanne mit Öl auswischen und die Champignons kurz darin anbraten. Mit Zitronensaft, Salz und Pfeffer würzen. Frühlingszwiebel schräg in Scheiben schneiden und mit den Champignons mischen. Mit dem Sud begießen.

Provençalisches Gemüse

- 1 Zwiebel
- 1 Knoblauchzehe
- 1 Paprikaschote
- 1 Tomate
- 1 kleine Zucchini
- 100 g Champignons
- 1 EL Paprikamark (Tube)
- 1 EL Weinessig
- 1 TL Zucker
- 2 EL Wasser
- Salz, Pfeffer
- 1 TL Öl

Zwiebeln achteln, Knoblauch fein würfeln, Paprikaschote in große Würfel schneiden. Tomate achteln, Zucchini in Scheiben schneiden und Champignons kleinschneiden. In einer Tasse Paprikamark, Weinessig, Zucker, Wasser, Salz und Pfeffer verrühren. In einem Topf Öl erhitzen. Zwiebeln und Knoblauch anbraten. Paprika und Champignons zugeben und 5 Min. mitbraten. Die Paprikamark-Sauce zugeben. Alles einmal umrühren. Zugedeckt 10 Min. schmoren. Tomaten und Zucchini zugeben und alles 2 Min. weiterköcheln und dann abkühlen lassen.

Marinierte Paprikaschote

2 Paprikaschoten
1 Knoblauchzehe
Salz, Pfeffer
1 EL Balsamessig
1 EL Olivenöl

Paprikaschoten auf ein Backblech setzen, 20 Min. mit 200 Grad im Ofen erhitzen, bis sie schwarz werden. Die Haut abziehen, in Streifen schneiden. Auf einen Teller legen. Mit Knoblauchscheibchen, Salz und Pfeffer bestreuen, mit Balsamessig und Öl beträufeln. Eine Weile ziehen lassen.

Weißer Bohnensalat

1 Knoblauchzehe
1 EL Olivenöl
1 EL Balsamessig
1 Prise Zucker, Salz, Pfeffer
1 Portion gekochte weiße Bohnen
2 Frühlingszwiebeln
1 EL grob gehackte Petersilie

Knoblauch in dünne Scheiben schneiden und mit Öl, Balsamessig, Zucker, Salz und Pfeffer verrühren. Die weißen Bohnen zugeben, Frühlingszwiebeln in Ringe schneiden und unterheben. Gut durchziehen lassen, evtl. einen ganzen Tag. Kurz vorm Servieren die Petersilie unterheben.

Süß-saurer Linsensalat

1 Birne
1 Frühlingszwiebel
1 EL Walnüsse
1 Portion gekochte Linsen
1 EL Öl
1 EL Balsamessig
1 TL Zucker
Salz, Pfeffer
1 Staude Chicorée

Birne vierteln, das Kerngehäuse herausschneiden. Die Viertel würfeln. In eine Schüssel geben. Frühlingszwiebel in Ringe schneiden, die Walnüsse grob hacken. Alles mit den Linsen mischen. Öl, Balsamessig, Zucker, Salz und Pfeffer verrühren und über den Linsensalat geben. Einmal gut umrühren und durchziehen lassen. Das Ende vom Chicorée kegelförmig ausschneiden. Chicorée quer halbieren, die Spitzen kreisförmig auf einen Teller legen, den Rest in Streifen schneiden und in die Mitte legen. Die Linsen daraufhäufen.

☛Tip:
Zu den herzhaften Extras dürfen Sie Vollkornbrot, Vollkorntoast, Knäckebrot, Brötchen oder Baguette essen.

Rote Grütze

½ Paket TK-Beerencocktail (tiefgekühlte, gemischte Beeren)
1 gehäufter TL Speisestärke
2 EL kaltes Wasser
1 EL Zitronensaft
1 Stückchen Zitronenschale (ungespritzt)
1 Msp. Zimt, 1 EL Zucker
2 EL Vanillejoghurt (Fertigprodukt)
1 Zweig Zitronenmelisse

Beeren auftauen lassen. Speisestärke mit Wasser verrühren. In einem kleinen Topf Beeren zusammen mit Zitronensaft, Zitronenschale, Zimt und Zucker erhitzen. Speisestärke hineinrühren und einmal aufkochen. Die rote Grütze in ein Schälchen füllen und abkühlen lassen. Einen Klecks Vanillejoghurt daraufsetzen und mit Zitronenmelisse verzieren.

Grießpudding mit Sauerkirschen

1 Tasse Milch
2 Msp. Vanillemark
1 Stück Zitronenschale (ungespritzt)
2 EL Zucker
2 EL Weizenvollkorngrieß
2 EL Sauerkirschen (Glas)
o. 1 Portion Erdbeeren

Milch mit Vanillemark und Zitronenschale aufkochen. Zucker und Grieß unter ständigem Rühren hineinrieseln lassen und noch einmal aufkochen. Die Zitronenschale herausnehmen. Ein Schälchen mit kaltem Wasser ausspülen und den Grießpudding hineinfüllen. Kalten Pudding auf einen Teller stürzen und mit Sauerkirschen oder halbierten Erdbeeren anrichten.

Gebratene Banane

1 TL Butter o. Margarine
2 Bananen
2 TL Honig
1 TL gehackte Haselnüsse

Butter oder Margarine in einer beschichteten Pfanne erhitzen. Bananen rundherum braun braten. Mit Honig beträufeln und auf einen Teller legen, mit Nüssen bestreuen.

Erdbeeren mit Vanillesahne

1 Portion Erdbeeren o. andere Beeren, kleingeschnittenes Obst
1 Becher Vanillejoghurt
1 EL gehackte Zitronenmelisse

Erdbeeren halbieren und in ein Schälchen legen. Den Vanillejoghurt darübergeben und mit gehackter Zitronenmelisse bestreuen.

1 TL Butter o. Margarine
1 TL Zucker
1 Msp. Zimt
1 EL Mandelstifte
4 EL Sauerkirschen (Glas)
2 EL Vanillejoghurt (Fertigprodukt)

Geschmorte Sauerkirschen

Butter oder Margarine in einer beschichteten Pfanne erhitzen. Mit Zukker, Zimt und Mandelstiften verrühren. Die Sauerkirschen darin schmoren, bis der Saft ziemlich eingekocht ist. Die Sauerkirschen in ein Schälchen füllen, etwas abkühlen lassen. Einen Klecks Vanillejoghurt daraufsetzen.

1 Banane
1 EL Cremequark
3 EL Zitronensaft
1 TL abgeriebene Zitronenschale (ungespritzt)
1 EL Zucker
gehackte Walnüsse

Bananencreme mit Nüssen

Banane in Scheiben schneiden, einige Scheiben beiseite legen. Banane, Cremequark, Zitronensaft, abgeriebene Zitronenschale und Zucker mit einem Schneidstab pürieren. Die Bananencreme in ein Schälchen füllen. Mit Nüssen und den zurückbehaltenen Bananenscheiben anrichten.

1 Apfelsine
1 EL Zucker
1 EL gehackte Walnüsse
einige Tropfen Zitronensaft
1 EL Orangenlikör

Apfelsinenscheiben mit Nüssen

Apfelsine schälen, in dünne Scheiben schneiden und auf einen Teller legen. Mit Zucker und Walnüssen bestreuen. Mit Zitronensaft und Orangenlikör beträufeln. Eine Weile ziehen lassen.

½ Melone (Honig- o. Netzmelone)
1 kleine Portion Erdbeeren
2 EL Apfelsinensaft
1 EL Zitronensaft
1 EL Zucker
1 Zweig Zitronenmelisse

Melonencocktail

Aus der Melone die Hälfte des Fruchtfleisches mit einem Eßlöffel herausschälen. Das Fruchtfleisch mit einigen halbierten Erdbeeren, Apfelsinen-, Zitronensaft und Zucker mischen. Die Fruchtmischung in die gut gekühlte halbe Melone füllen und mit einem Zweig Zitronenmelisse verzieren.

Die Kur für alle Fälle

1. WOCHE: Start in die 4-Wochen-Kur, die Kur für alle Fälle. Für die, die gern ein komplettes Eßprogramm für jeden Tag haben wollen. Für die, die nicht lange darüber nachdenken wollen, was morgen auf dem Tisch stehen soll. Jeden Tag gibt's drei Hauptmahlzeiten. Essen Sie täglich noch mindestens zwei Extra-Mahlzeiten: Obst, Gemüse, Brot und fettarme Milchprodukte. Zu jeder Woche gibt es eine Vorratsliste und einen Einkaufszettel für die frischen Zutaten (darin sind die Extras nicht enthalten). Kopieren Sie sich diesen Einkaufszettel, tun Sie ihn in Ihr Portemonnaie.

Immer, wenn Sie einkaufen gehen, können Sie nachschauen, was Sie für den oder die nächsten Tage noch brauchen. Die Rezepte der 4-Wochen-Kur sind wieder für eine Person. Die Angaben in dem Einkaufszettel ebenfalls.

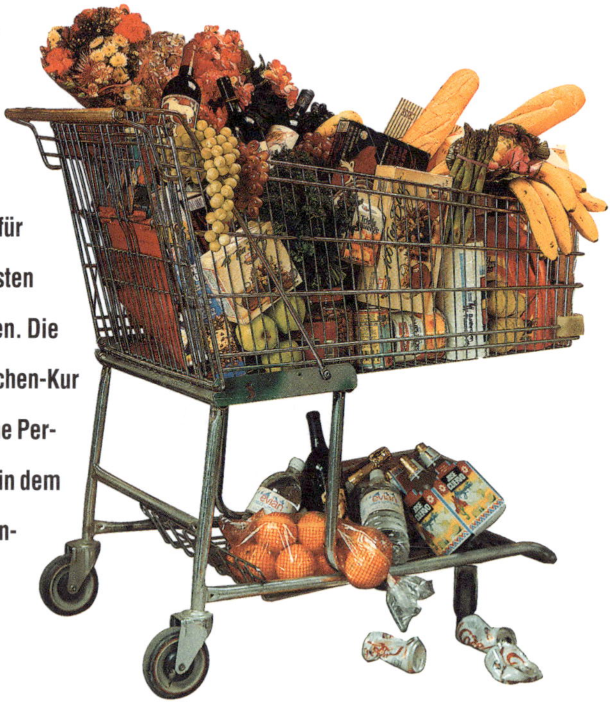

Vorrat von A-Z	Einkauf	Mo	Di	Mi	Do	Fr	Sa	So
Bandnudeln	Fischfilet (Gramm)					150	50	
Butter oder Margarine	Rumpsteak (Gramm)							150
Cornflakes	Wiener Würstchen (Stück)			1	1			
Crème fraîche	Lachsschinken (Scheiben)					4	2	4
Frischkäse-leicht	gekochter Schinken (Scheiben)	7	3					
Gewürzgurken (Glas)	Eier (Stück)						2	1
Honig	Käse (EL + Scheiben)		6 EL	2	4			
Instant-Brühe (Glas)	Magermilchjoghurt (Becher)	1		1				
Instant-Gemüsebrühe (Würfel)	Vanillejoghurt, fettarm (Becher)					1		
Kartoffeln	Gemischter Salat (Portion)		1	1				
Knoblauchknolle	Kopfsalat (Stück)	x		x		x	x	
Linsen	Champignons (Gramm)	100	50		100			150
Lorbeerblätter	Chicorée (Stück)						1	
Mineralwasser	Frühlingszwiebeln (Stück)	2		4	2		2	4
Öl	Grüne Gurke (Stück)	x	x	x		x		
Pfeffer	Lauch (Stück)					1		1*
Salatcreme	Tomaten (Stück)	2	5	1	2		3	
Salz	Zucchini (Stück)				1			
Selleriesalz	Apfel (Stück)		1			1	1	
Senf	Banane (Stück)	1			1			
Vollkornbrot	Birne (Stück)			1	1			1
Vollkorntoast	Basilikum				x			
Walnüsse	Dill						x	
Weinessig	Petersilie	x	x					x
Zimt	Schnittlauch	x	x	x		x	x	x
Zitronen	TK-Suppengrün (Päckchen)							1*
Zucker	Brötchen/Baguette (Stückchen)		1		3		1	
Zwiebeln	Obstkuchen (Stück)							1

Zeichenerklärung
x = wenn nur wenig gebraucht wird.
* = Zutaten werden nicht benötigt, wenn statt Abendessen ein Lunchpaket zubereitet wird.
Statt dessen eine Banane kaufen

FRÜHSTÜCK

Bananenjoghurt

- 1 Banane
- 1 Becher Magermilchjoghurt
- 1 EL Zitronensaft
- 1 TL Zucker
- 1 Scheibe Vollkornbrot
- 2 TL Frischkäse-leicht
- einige Gurkenscheiben
- Salz, Pfeffer

Eine Banane in Scheiben schneiden, in ein Schälchen legen. Den Joghurt mit Zitronensaft und Zucker verrühren und über die Banane geben. Das Brot mit Frischkäse bestreichen, mit Gurkenscheiben belegen und mit Salz und Pfeffer würzen.

Kochen Sie mittags zwei Portionen Bandnudeln mehr mit. Sie brauchen je eine Portion gekochte Nudeln für morgen mittag und morgen abend.

MITTAGESSEN

Nudeln mit Schinken-Sahne-Sauce

- 1 Portion Bandnudeln
- Salz
- 5 Scheiben gekochter Schinken
- 100 g Champignons
- 2 Frühlingszwiebeln
- einige Tropfen Zitronensaft
- Pfeffer
- 2 EL Crème fraîche
- 3 El Wasser
- 1 EL gehackte Petersilie

Bandnudeln in Salzwasser bißfest kochen. Schinken würfeln, Champignons halbieren, Frühlingszwiebeln in Ringe schneiden. Den Schinken in einer beschichteten Pfanne anrösten, Champignons und Zwiebelringe hinzugeben. Mit einigen Tropfen Zitronensaft, Salz und Pfeffer würzen. Crème fraîche und Wasser zugeben, kurz aufkochen. Die Sauce über die Nudeln geben und mit gehackter Petersilie bestreuen.

ABENDESSEN

Schinkenbrot

- 2 Scheiben Vollkornbrot
- 2 TL Frischkäse-leicht
- einige Salatblätter
- 2 Scheiben gekochter Schinken
- einige Gurkenscheiben
- Salz, Pfeffer
- 1 EL gehackte Petersilie
- 2 Tomaten
- 1 EL Schnittlauchröllchen

Brot mit Frischkäse bestreichen. Salatblätter, Schinken und Gurkenscheiben darauf verteilen. Mit Salz, Pfeffer und Petersilie bestreuen. Tomaten achteln und rund um das Brot legen, mit Salz, Pfeffer und Schnittlauchröllchen würzen.

LUNCHPAKET

Die Brote wie oben zubereiten, zusammenklappen, in der Mitte durchschneiden und in Frischhaltefolie wickeln. Dazu gibt's Tomaten.

FRÜHSTÜCK

Brötchen süß und salzig

- ● 1 Sesambrötchen
- 2 TL Frischkäse-leicht
- 1 TL Honig
- ● 1 Scheibe gekochter Schinken
- einige Gurkenscheiben
- Salz, Pfeffer
- ● 1 Apfel

Das Brötchen halbieren und mit Frischkäse bestreichen. Die eine Hälfte mit Honig beträufeln. Auf die andere Hälfte Schinken und Gurkenscheiben legen. Mit Salz und Pfeffer würzen. Hinterher gibt's einen Apfel.

MITTAGESSEN

Käsespätzle und Salat

- 3 Zwiebeln
- 1TL Butter o. Margarine
- ● 1 Portion gekochte Bandnudeln
- ● 3 Tomaten*, Salz, Pfeffer
- ● 6 EL geriebener Käse
- 4 EL Wasser
- ½ TL Instant-Brühe
- ● 1 Portion gemischter Salat*
- 1 EL Öl, 2 EL Wasser
- einige Tropfen Zitronensaft
- 1 Prise Zucker
- 1 EL Schnittlauchröllchen

Zwiebeln würfeln und in Butter oder Margarine glasig braten. Bandnudeln, kleingeschnittene Tomaten und die Zwiebelwürfel mit Salz und Pfeffer würzen und in eine ofenfeste Form schichten. Mit Bandnudeln abdecken. In einer Tasse Käse mit Wasser und Instant-Brühe verrühren und über die Nudeln gießen. 20 Minuten im vorgeheizten Backofen bei 200 Grad überbacken. Dazu Salat mit einer Sauce aus Öl, Wasser, Zitronensaft, Zucker, Salz, Pfeffer und Schnittlauch.

ABENDESSEN

Nudelsalat

- ● 2 Scheiben gekochter Schinken
- ● 1 Stückchen grüne Gurke*
- ● 2 Tomaten*
- ● 50 g Champignons*
- ● 1 Portion gekochte Nudeln
- Salz, Pfeffer
- 1 EL Öl
- 1 EL Zitronensaft
- 2 EL gehackte Petersilie

Schinken und grüne Gurke würfeln. Tomaten entkernen (das Tomateninnere auffangen), das Tomatenfleisch ebenfalls würfeln. Die Champignons in Scheiben schneiden. Die Nudeln kleinschneiden. Mit Salz und Pfeffer würzen und alles gut mischen. Eine Sauce zubereiten aus Öl, Zitronensaft, dem Tomateninneren, Salz, Pfeffer und Petersilie und den Salat dann eine Weile ziehen lassen.

LUNCHPAKET

Den Salat wie oben zubereiten und in eine gut verschließbare Dose füllen. Über Nacht in den Kühlschrank stellen.

* Die Gemüseportion besteht aus zwei bzw. drei Sorten.

FRÜHSTÜCK

Gurkencreme und Vollkornbrot

1 Stück grüne Gurke
● 1 Becher Magermilchjoghurt
Salz, Pfeffer
2 EL Schnittlauchröllchen
● 1 Scheibe Vollkornbrot
1 TL Salatcreme
einige Salatblätter
● 1 Birne

Die Gurke in kleine Würfel schneiden, mit dem Joghurt verrühren. Mit Salz, Pfeffer und 1 EL Schnittlauch mischen. Das Brot mit Salatcreme bestreichen, mit dem restlichen Schnittlauch bestreuen und mit Salatblättern belegen. Das Brot in der Mitte durchschneiden und zusammenklappen. Zur Gurkencreme essen. Hinterher gibt's eine Birne.

**Kochen Sie heute eine Portion Linsen und eine Portion Kartoffeln mehr mit für morgen.
Bei den Linsen müssen Sie dann eine Tasse Wasser mehr zugeben.**

MITTAGESSEN

Sahnelinsen mit Pellkartoffeln

● ½ Tasse Linsen (75 g)
1 knappe Tasse Wasser
1 Lorbeerblatt
● 3 Kartoffeln
Salz
1 EL Weinessig
1 EL Zucker
Pfeffer
2 EL Crème fraîche
● 1 kleines Wiener Würstchen
3 Frühlingszwiebeln
1 TL Butter o. Margarine

Linsen in Wasser zusammen mit dem Lorbeerblatt bißfest, Kartoffeln in Salzwasser zu Pellkartoffeln kochen. Linsen im Sieb abtropfen lassen. Zurück in den Topf geben. Mit Essig, Zucker, Salz und Pfeffer kräftig sauer abschmecken. Crème fraîche zugeben und einkochen. Würstchen und Frühlingszwiebeln schräg in Scheiben schneiden, in Butter oder Margarine kurz braten, mit Salz und Pfeffer würzen. Kartoffeln und Linsen auf einem Teller anrichten, Würstchen und Zwiebeln daneben legen.

ABENDESSEN

Käsetoast und gemischter Salat

● 2 Scheiben Vollkorntoast
2 TL Butter o. Margarine
1 Tomate
1 Frühlingszwiebel
Salz, Pfeffer
● 2 Scheiben Käse
● 1 Portion Salat (Kopfsalat, grüne Gurke und einige Champignons)
1 EL Öl
1 EL Zitronensaft
Salz, Pfeffer
1EL Schnittlauchröllchen

Brot toasten, mit Butter oder Margarine bestreichen. Tomatenscheiben und Frühlingszwiebelringe auf den Broten verteilen, mit Salz und Pfeffer würzen. Den Käse darauflegen. Unter dem Grill oder in einer Deckelpfanne schmelzen lassen. Dazu gibt's einen gemischten Salat mit einer Sauce aus Öl, Zitronensaft, Salz, Pfeffer und Schnittlauch.

LUNCHPAKET

Brote nicht toasten. Wie oben zubereiten, nicht übergrillen.

FRÜHSTÜCK

Käsebrötchen

- ● 1 Vollkornbrötchen
- 1 TL Salatcreme
- 1 Msp. Senf
- ● 1 Scheibe Käse
- 1 TL Frischkäse-leicht
- 1 TL Honig
- ● 1 Banane

Das Brötchen halbieren. Eine Hälfte mit Salatcreme und Senf bestreichen und mit Käse belegen. Die andere Hälfte mit Frischkäse und Honig bestreichen. Hinterher gibt's eine Banane.

MITTAGESSEN

Überbackenes Gemüse

- ● 3 gekochte Kartoffeln
- ● 100 g Champignons*
- 1 Frühlingszwiebel
- ● 2 Tomaten*
- ● 1 kleine Zucchini*
- ● 3 Scheiben Käse (60 g)
- ½ Würfel Instant-Gemüsebrühe, 4 EL Wasser
- 2 EL gehacktes Basilikum
- 1 Knoblauchzehe
- 1 EL Zitronensaft
- Salz, Pfeffer

Kartoffeln, Champignons, Frühlingszwiebel, Tomaten und Zucchini in Scheiben schneiden. Im Blitzhacker Käse und Instant-Gemüsebrühe zerkleinern und in einer Tasse mit Wasser verrühren. Das Gemüse (bis auf die Kartoffelscheiben) mit Basilikum, zerdrückter Knoblauchzehe, Zitronensaft, Salz und Pfeffer mischen und in eine ofenfeste Form füllen. Die Kartoffelscheiben darauf verteilen. Die Käsesauce darübergießen. Im vorgeheizten Ofen 20 Min. mit 200 Grad überbacken.

* Hier besteht die Gemüseportion aus mehreren Teilen.

ABENDESSEN

Linsensalat

- 1 kleine Birne
- ● 1 kleines Wiener Würstchen
- 1 Frühlingszwiebel
- 1 EL Walnüsse
- ● 1 Portion gekochte Linsen (150 g)
- 1 EL Öl
- 2 EL Weinessig
- 1 EL Zucker
- Salz, Pfeffer
- ● 2 Stückchen Baguette

Die Birne in kleine Scheiben, das Würstchen in Stifte, die Frühlingszwiebel in Ringe schneiden und die Walnüsse grob hacken. Alles mit den Linsen mischen. Mit Öl, Weinessig, Zucker, Salz und Pfeffer abschmecken und einmal gut umrühren. Eine Weile ziehen lassen. Dazu gibt es Baguette.

LUNCHPAKET

Den Salat wie oben beschrieben zubereiten, in eine gut verschließbare Dose füllen und über Nacht in den Kühlschrank stellen. Dazu gibt es zwei Brötchen oder Baguette.

FRÜHSTÜCK

Apfel-Vanille-Joghurt

- ● 1 Apfel
- ● 1 Becher Vanillejoghurt (fettarm)
- ● 4 EL Cornflakes

Vom Apfel das Kerngehäuse herausschneiden. Den Apfel in kleine Würfel schneiden und in ein Müslischälchen legen. Den Vanillejoghurt darübergeben. Mit Cornflakes bestreuen.

Kochen Sie heute mittag drei Portionen Kartoffeln mehr mit. Sie brauchen morgen zwei Portionen und am Sonntag eine. Braten Sie 50 g Fischfilet mehr mit, und heben Sie es bis morgen abend im Kühlschrank für den Fischsalat auf.

MITTAGESSEN

Fisch-Lauch-Pfanne

- ● 3 Kartoffeln
- ● 150 g Fischfilet (Kabeljau, Rotbarsch, Seelachs o. Scholle)
- einige Tropfen Zitronensaft
- Salz, Pfeffer
- 1 TL Butter o. Margarine
- ● 1 Stange Lauch
- 1 EL Crème fraîche
- 2 EL Senf
- 3 EL Wasser

Kartoffeln in Salzwasser zu Pellkartoffeln kochen. Fischfilet mit einigen Tropfen Zitronensaft beträufeln, mit Salz und Pfeffer würzen. In einer beschichteten Pfanne wenig Butter o. Margarine zerlassen. Den Fisch darin anbraten. Aus der Pfanne nehmen, Lauch in dünne Streifen schneiden. In der Pfanne anbraten und dabei umrühren. In einer Tasse Crème fraîche, Senf und Wasser verrühren und über den Lauch gießen. Den Fisch in Stücke zerpflücken, zurück in die Pfanne geben und vorsichtig unter den Lauch heben. Einmal kurz erhitzen, evtl. nachwürzen. Neben den Pellkartoffeln anrichten.

ABENDESSEN

Lachsschinkenbrot

- ● 2 Scheiben Vollkornbrot
- 2 TL Salatcreme
- einige Salatblätter
- ● 4 Scheiben Lachsschinken
- ● 1 Stück grüne Gurke
- Salz, Pfeffer
- 2 EL Schnittlauchröllchen

Die Brote mit Salatcreme bestreichen, mit Salatblättern und Lachsschinken belegen. Gurkenscheiben darauf und rundherum legen, mit Salz, Pfeffer und Schnittlauch bestreuen.

LUNCHPAKET

Das Brot wie oben zubereiten, zusammenklappen, in der Mitte durchschneiden, in Frischhaltefolie wickeln. Die Gurke in dicke Scheiben schneiden und in einer Plastiktüte bis morgen in den Kühlschrank legen.

FRÜHSTÜCK

Sesambrötchen und Apfelsalat

- 1 Sesambrötchen
- 2 TL Salatcreme
- einige Salatblätter
- 2 Scheiben Lachsschinken
- Pfeffer
- 1 Apfel
- 1 EL Zitronensaft
- 1 TL Zucker
- 1 Msp. Zimt

Brötchen mit Salatcreme bestreichen, mit Salatblättern und Lachsschinken belegen, mit Pfeffer würzen. Hinterher gibt's einen kleingeschnittenen Apfel mit einer Sauce aus Zitronensaft, Zucker und Zimt.

MITTAGESSEN

Bratkartoffeln mit Spiegeleiern

- 3 gekochte Kartoffeln
- 2 Frühlingszwiebeln
- Salz, Pfeffer
- 2 TL Butter o. Margarine
- 2 Eier
- 2 EL Schnittlauchröllchen
- 3 Tomaten

Kartoffeln in Scheiben, Frühlingszwiebeln in Ringe schneiden. Beides in einer beschichteten Pfanne hellbraun rösten, mit Salz und Pfeffer würzen. Butter oder Margarine zufügen und die Kartoffeln darin goldbraun zu Ende braten. An den Pfannenrand schieben und die Hitze reduzieren. Eier am Pfannenrand aufschlagen und als Spiegeleier braten, mit Salz und 1EL Schnittlauchröllchen würzen. Tomaten achteln und auf einen großen Teller legen, mit Salz, Pfeffer und mit den restlichen Schnittlauchröllchen bestreuen.
Die Bratkartoffeln und Spiegeleier daneben anrichten.

ABENDESSEN

Fischsalat mit Chicorée und Kartoffeln

- 2 EL Salatcreme
- 2 EL Gurkenwasser
- 2 Prisen Zucker
- Salz, Pfeffer
- 2 EL gehackter Dill
- 3 gekochte Kartoffeln
- 3 Gewürzgurken
- 1 Staude Chicorée
- 50 g gebratenes Fischfilet (Kabeljau, Rotbarsch, Seelachs oder Scholle)

Aus Salatcreme, Gurkenwasser, Zucker, Salz, Pfeffer und Dill eine Sauce rühren. Kartoffeln und Gewürzgurken in Scheiben, Chicorée in Streifen schneiden. Alles gut mit der Sauce mischen. Den Fisch zerpflücken und unterheben. Eine Weile ziehen lassen.

LUNCHPAKET

Den Fischsalat in eine gut verschließbare Dose füllen und über Nacht in den Kühlschrank stellen.

FRÜHSTÜCK

Weichgekochtes Ei und Kräutertoast

- ● 1 Ei
- ● 2 Scheiben Vollkorntoast
- 2 TL Frischkäse-leicht
- Schnittlauchröllchen
- 1 TL Honig
- ● 1 Birne

Das Ei weich kochen. Das Toastbrot rösten und mit Frischkäse bestreichen. Eine Scheibe mit Schnittlauch bestreuen. Die zweite Scheibe mit Honig beträufeln. Hinterher gibt's eine Birne.

MITTAGESSEN

Rumpsteak mit Champignons und Röstkartoffeln

- ● 150 g Champignons
- 3 Frühlingszwiebeln
- ● 3 gekochte Kartoffeln
- 1 EL Crème fraîche
- 2 EL Wasser
- 1 Msp. Instant-Brühe
- einige Tropfen Öl
- Salz, Pfeffer
- einige Tropfen Zitronensaft
- 1 EL gehackte Petersilie
- ● 1 Rumpsteak (150 g)

Champignons in Scheiben, Frühlingszwiebeln in Ringe, gekochte Kartoffeln in Würfel schneiden. In einer Tasse eine Sauce aus Crème fraîche, Wasser und Instant-Brühe rühren. Eine beschichtete Pfanne erhitzen, mit einigen Tropfen Öl auswischen. In dem einen Teil der Pfanne die Kartoffeln, in dem anderen Teil Champignons und Zwiebeln anrösten. Die Kartoffeln mit Salz und Pfeffer würzen, herausnehmen und warm stellen. Die Champignons mit einigen Tropfen Zitronensaft, Salz und Pfeffer würzen. Die Sauce hinzugießen und einmal aufkochen lassen. Die Champignons neben die Kartoffeln legen und mit Petersilie bestreuen. Wieder warm stellen. Die Pfanne mit Küchenkrepp reinigen und mit einigen Tropfen Öl auswischen. Das Rumpsteak auf jeder Seite 1 Min. scharf anbraten, auf jeder Seite 3–4 Min. weiterbraten. Mit Salz und Pfeffer würzen, neben die Champignons und Röstkartoffeln legen.

☛ Tip:
Wer Fleisch lieber durchgebraten mag, muß das Rumpsteak auf jeder Seite 5 Minuten braten.

EXTRA

am Nachmittag: 1 Stück Obstkuchen

ABENDESSEN

Kartoffelsuppe mit Schinkenstreifen

- 1 Kartoffel
- ● 1 Stange Lauch
- 1 Päckchen TK-Suppengrün
- ½ Tassen Wasser
- 1 TL Instant-Brühe
- ● 4 Scheiben Lachsschinken
- 1 Frühlingszwiebel
- 1 TL Butter o. Margarine
- Selleriesalz
- Pfeffer
- ● 2 Scheiben Vollkornbrot

Kartoffel schälen und würfeln. Lauch in dünne Ringe schneiden. Zusammen mit Suppengrün in Wasser mit Instant-Brühe weich kochen. Zwischendurch umrühren. In der Zwischenzeit den Lachsschinken und die Frühlingszwiebel in Streifen schneiden. Butter oder Margarine in einer beschichteten Pfanne erhitzen und Schinkenstreifen und Zwiebelringe darin kurz braten. Die Suppe mit einem Schneidstab pürieren, evtl. etwas Wasser nachgießen. Mit Selleriesalz und Pfeffer abschmecken. Noch einmal kurz erhitzen. In eine Suppenschale füllen. Die Schinkenstreifen und Zwiebelringe darauf verteilen. Dazu gibt es Vollkornbrot.

LUNCHPAKET*

Vollkornbrot mit Salatcreme bestreichen, mit Lachsschinken und Zwiebelringen belegen. Zusammenklappen, in der Mitte durchschneiden und in Frischhaltefolie wickeln. Dazu eine Banane.

* Hier weichen die Zutaten für das Lunchpaket von den Zutaten fürs Abendessen ab.

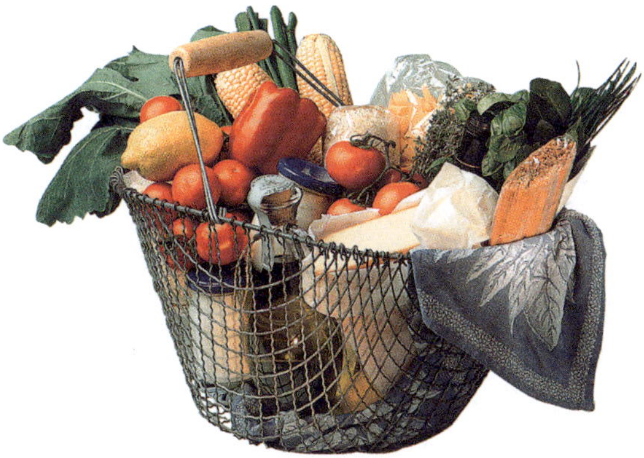

Die Kur für alle Fälle

2. WOCHE: Vielleicht haben Sie in der ersten Woche Salatgemüse übrig behalten. So genau läßt sich das in der Einkaufsliste nicht festlegen. Mal fällt die Gurke größer aus, mal kleiner. Reste von Salatgemüse (Blattsalat, grüne Gurke, Tomaten, Radieschen) zu einem gemischten Salat verarbeiten und dann essen, wenn Sie Lust auf etwas Frisches, Knackiges haben. Übrigens, wenn Ihnen das eine oder andere Gericht nicht gefällt, brauchen Sie es nicht zuzubereiten und zu essen. Tauschen Sie es gegen etwas aus, das Sie lieber mögen. Tauschgeschäfte sind erlaubt: Sie können einzelne Mahlzeiten gegen andere austauschen. Sie können sogar ganze Tage austauschen.

Vorrat von A-Z	Einkauf	Mo	Di	Mi	Do	Fr	Sa	So
Butter oder Margarine	Putenschnitzel (Gramm)				200			
Crème fraîche	Beefsteakhack (Gramm)			100				
Edelsüß-Paprika	Hüftsteak (Gramm)							150
Frischkäse-leicht	Wiener Würstchen (Stück)							1
getrockneter Estragon	Corned beef (Scheiben)	2	6					
getrockneter Majoran	Forelle (Stück)					1		
getrockneter Oregano	Matjesfilet (Stück)						1	
Gewürzgurken (Glas)	Eier (Stück)						2	1
Honig oder Marmelade	Käse (EL + Scheiben)		4 EL		1	2		
Instant-Brühe (Glas)	M-Joghurt mit Früchten (Becher)			1				
Kartoffeln	Vanillejoghurt, fettarm (Becher)						1	
Knäckebrot	Cremequark (EL)	10		3		7		
Knoblauchknolle	Gemischter Salat (Portion)	1				1		
Mineralwasser	Kopfsalat (Stück)	x	x	$\frac{1}{2}$	x	x	x	x
Öl	Champignons (Gramm)				150			
Pfeffer	Frühlingszwiebeln (Stück)			2	3		2	
Salatcreme	Grüne Gurke (Stück)	$\frac{1}{4}$	x		x	$\frac{1}{4}$		x
Salz	Radieschen (Bund)					x		1
Senf	Tomaten (Stück)		3	4	2	1	4	4
Spaghetti	TK-Bohnen (Mini-Pack, 150 g)		1					
Tomatenmark (Tube)	Apfel (Stück)		1				1	
Vollkornbrot	Banane (Stück)			1				
Vollkorntoast	Birne (Stück				1		1	
Weinessig	Kiwi (Stück)	2				2		
Zitronen	Basilikum		x	x				
Zucker	Dill	x	x			x	x	
Zwiebeln	Petersilie				x	x		x
	Schnittlauch	x		x		x	x	x
	Brötchen/Baguette (Stückchen)				1	3		
	Obstkuchen (Stück)							1

ZEICHENERKLÄRUNG
x = wenn nur wenig gebraucht wird.

2. WOCHE – Montag

FRÜHSTÜCK

Kiwiquark und Kräuterbrot

- 5 EL Cremequark
- 1 EL Zitronensaft
- 2 TL Zucker
- 2 Kiwis
- 1 Scheibe Vollkornbrot
- einige Gurkenscheiben
- Salz, Pfeffer
- 1 TL gehackter Dill
- einige Salatblätter

4 EL Cremequark mit Zitronensaft und Zucker verrühren. Die Kiwis schälen, vierteln und in Scheiben schneiden (einige Scheiben zurückbehalten). Kiwis unter den Quark heben. Die zurückbehaltenen Scheiben obenauflegen. Das Brot mit dem restlichen Quark bestreichen. Gurkenscheiben darauflegen und mit Salz, Pfeffer und Dill bestreuen.

MITTAGESSEN

Pellkartoffeln mit Gurkencreme

- 3 Kartoffeln
- 5 EL Cremequark
- 1 EL Crème fraîche
- 1/4 grüne Gurke
- Salz, Pfeffer
- 1 EL gehackter Dill
- einige Salatblätter

Die Kartoffeln in Salzwasser zu Pellkartoffeln kochen. Neue Kartoffeln gut unter fließendem Wasser abbürsten, kochen und mit Schale essen. Cremequark mit Crème fraîche, Salz und Pfeffer verrühren. Die Gurke in kleine Würfel schneiden (einige Gurkenscheiben zurückbehalten) und zusammen mit dem Dill unter den Quark heben. Die Kartoffeln, Salatblätter und Gurkenscheiben auf einen Teller legen. Den Gurkenquark auf den Salatblättern anrichten.

Kochen Sie eine Portion Kartoffeln mehr mit für ein Kartoffelgericht morgen abend. Für das Lunchpaket brauchen Sie diese Portion Kartoffeln allerdings nicht.

ABENDESSEN

Corned-beef-Brot

- 2 Scheiben Vollkornbrot
- 2 TL Salatcreme
- einige Salatblätter
- 2 Scheiben Corned beef
- 1 kleine Gewürzgurke
- 1 Portion Salat (Kopfsalat, Radieschen, grüne Gurke)
- 1 EL Öl
- 1 EL Wasser
- 1 EL Weinessig
- Salz, Pfeffer
- 1 EL Schnittlauchröllchen

Brote mit Salatcreme bestreichen, mit Salatblättern und Corned beef belegen. Gewürzgurke in Scheiben schneiden, darauf verteilen. Dazu Salat mit einer Sauce aus Öl, Wasser, Weinessig, Salz, Pfeffer und Schnittlauch.

LUNCHPAKET

Brot wie oben zubereiten. Dazu Radieschen und Gurkenscheibe.

FRÜHSTÜCK

Toast süß und salzig

- ● 2 Scheiben Vollkorntoast
- 2 TL Frischkäse-leicht
- 1 TL Honig o. Marmelade
- einige Salatblätter
- ● 1 Scheibe Corned beef
- einige Gurkenscheiben
- Salz, Pfeffer
- 1 TL gehackter Dill
- ● 1 Apfel

Die Brotscheiben toasten. Mit Frischkäse bestreichen. Die eine Scheibe mit Honig oder Marmelade bestreichen. Die andere Scheibe mit Salatblättern, Corned beef und dünnen Gurkenscheiben belegen. Mit Salz und Pfeffer würzen und mit Dill bestreuen. Hinterher gibt es einen Apfel.

MITTAGESSEN

Bohnen-Eintopf

- ● 3 Kartoffeln
- 1½ Tassen Wasser
- 1 TL Instant-Brühe
- ● 1 kl. Paket TK-Bohnen
- ● 5 Scheiben Corned beef (oder 1 dicke Scheibe Corned beef, 100 g)
- ½ TL getrockneter Majoran
- Salz, Pfeffer

Kartoffeln würfeln, in Wasser mit Instant-Brühe kochen. Nach 15 Min. grüne Bohnen zugeben und 10 Min. weiterköcheln lassen. Kurz vor Schluß gewürfeltes Corned beef zugeben und gut umrühren. Mit Majoran würzen, eventuell mit Salz und Pfeffer abschmecken.

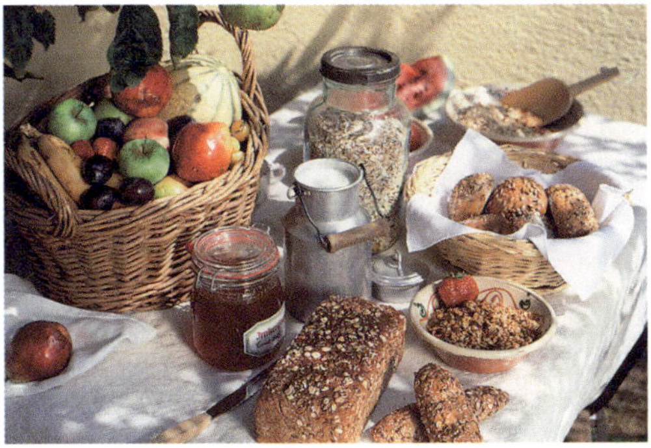

ABENDESSEN

Heiße Kartoffeln

- ● 3 gekochte Kartoffeln
- ● 3 Tomaten
- ● 4 EL geriebener Käse
- 4 EL Wasser
- ½ TL Instant-Brühe
- Pfeffer
- 1 Knoblauchzehe
- 1 EL gehacktes Basilikum

Kartoffeln und Tomaten in Scheiben schneiden und dachziegelartig in einer ofenfesten Form übereinanderschichten. Käse mit Wasser, Instant-Brühe, Pfeffer und zerdrückter Knoblauchzehe verrühren, über die Kartoffelscheiben gießen und 20 Min. im vorgeheizten Ofen bei 200 Grad überbacken. Mit gehacktem Basilikum bestreuen.

LUNCHPAKET

Ein Sandwich aus Vollkornbrot: mit Salatcreme und Senf bestreichen, mit Salatblättern und zwei Scheiben Käse belegen. Dazu gibt es drei Tomaten.

FRÜHSTÜCK

Früchtejoghurt und Tomatenbrot

- ● 1 Becher Magermilch-joghurt mit Früchten
- ● 1 Scheibe Vollkornbrot
- 1 TL Frischkäse-leicht
- 1 Tomate
- Salz, Pfeffer
- 1 EL Schnittlauchröllchen
- ● 1 Banane

Joghurt verrühren und in ein Schälchen füllen. Brot mit Frischkäse bestreichen. Tomate in Scheiben schneiden, auf dem Brot verteilen. Mit Salz, Pfeffer und Schnittlauchröllchen bestreuen. Hinterher gibts eine Banane.

Kochen Sie heute zwei Portionen Spaghetti mehr mit für morgen mittag und abend.

☛ Tip:
Beefsteakhack (Tatar) können Sie nur an dem Tag roh essen, an dem Sie es kaufen. Sonst müssen Sie es braten, wie z.B. beim Lunchpaket.

MITTAGESSEN

Spaghetti mit Tomatensauce

- ● 1 Portion dünne Spaghetti
- ½ Tasse Wasser
- ½ TL Instant-Brühe
- 1 EL Tomatenmark (Tube)
- 2 Msp. Edelsüß-Paprika
- ½ TL getrockneter Oregano
- Salz, Pfeffer, ½ EL Öl
- 1 Frühlingszwiebel
- 1 Knoblauchzehe
- ● 50 g Beefsteakhack
- ● 3 Tomaten
- 1 EL gehacktes Basilikum

Spaghetti in Salzwasser bißfest kochen. Wasser mit Instant-Brühe, Tomatenmark, Edelsüß-Paprika, Oregano, Salz und Pfeffer verrühren. Frühlingszwiebel in Ringe schneiden und Knoblauchzehe fein würfeln. Beides in einer beschichteten Pfanne in Öl glasig braten, Beefsteakhack hinzugeben und anbraten. Tomaten kleinschneiden, auf mittlerer Hitze mitschmoren. Die Tomatenmark-Sauce zugießen, alles einmal aufkochen, evtl. etwas einkochen. Die Sauce über die Spaghetti geben, mit Basilikum bestreuen.

ABENDESSEN

Tatarbrot mit Gewürzgurke

- ● 2 Scheiben Vollkornbrot
- 2 TL Salatcreme
- ● ½ Kopfsalat
- ● 50 g Beefsteakhack
- Salz, Pfeffer
- Frühlingszwiebel
- 1 Gewürzgurke
- 3 EL Cremequark
- einige Tropfen Zitronensaft
- 2 EL Wasser
- 1 EL Schnittlauchröllchen

Brote mit Salatcreme bestreichen und mit Salatblättern belegen. Beefsteakhack darauf verteilen, mit Salz, Pfeffer und Zwiebelringen bestreuen. Gewürzgurke daneben anrichten. Dazu gibt's einen Salat aus dem restlichen Kopfsalat mit Cremequark, Zitronensaft, Wasser, Salz, Pfeffer und Schnittlauch.

LUNCHPAKET

Tatar vorher mit Zwiebeln, Salz und Pfeffer braten. Brote zubereiten wie oben. Dazu rohes Gemüse.

FRÜHSTÜCK

Käsebrötchen

- ● 1 Sesambrötchen
- 1 TL Frischkäse-leicht
- 1 TL Honig
- 1 TL Salatcreme
- einige Salatblätter
- ● 1 Scheibe Käse
- ● 1 Birne

Das Brötchen halbieren. Die eine Hälfte mit Frischkäse bestreichen und mit Honig beträufeln. Die andere Hälfte mit Salatcreme bestreichen, mit Salatblättern und Käse belegen. Hinterher gibt es eine Birne.

Braten Sie heute 50 g Putenschnitzel mehr mit. Sie brauchen es heute abend für einen Salat.

MITTAGESSEN

Putenschnitzel mit Sahne-Champignons und Nudeln

- einige Tropfen Öl
- ● 1 dünn geschnittenes Putenschnitzel (150 g)
- Salz, Pfeffer
- 1 EL Crème fraîche
- 2 EL Wasser
- 1 Msp. Instant-Brühe
- ● 150 g Champignons
- 3 Frühlingszwiebeln
- 1 TL Butter o. Margarine
- einige Tropfen Zitronensaft
- ● 1 Portion gekochte Spaghetti

Putenschnitzel auf beiden Seiten braten, mit Salz und Pfeffer würzen, warm stellen. In einer Tasse Crème fraîche, Wasser und Instant-Brühe verrühren. Champignons putzen und halbieren, Frühlingszwiebeln in Ringe schneiden. Beides in etwas Butter oder Margarine braten, mit Zitronensaft, Salz und Pfeffer würzen. Die Crème fraîche-Sauce darübergießen, etwas einkochen lassen, auf das Putenschnitzel häufen. In der noch heißen Pfanne die Spaghetti erwärmen.

ABENDESSEN

Nudelsalat

- ● 1 kleines Stück gebratenes Putenschnitzel (50 g)
- ● 1 Stück grüne Gurke*
- ● 2 Tomaten*
- ● 1 Portion gekochte Spaghetti
- Salz, Pfeffer
- 1 EL Öl
- 2 EL Zitronensaft
- 2 EL Wasser
- 1 Msp. Instant-Brühe
- 1 Knoblauchzehe
- 2 EL gehackte Petersilie

Putenschnitzel in Scheiben, Gurke und Tomaten in Würfel, Spaghetti in 3 cm lange Stücke schneiden. Mit Salz und Pfeffer würzen und in einer Sauce aus Öl, Zitronensaft, Wasser, Instant-Brühe, Knoblauch und Petersilie ziehen lassen.

LUNCHPAKET

Salat in eine gut verschließbare Dose füllen.

* Hier besteht die Gemüseportion aus zwei Sorten.

FRÜHSTÜCK

Kräuterquark mit Brötchen

- 5 EL Cremequark
Salz, Pfeffer
2 EL Schnittlauchröllchen
- 1 Vollkornbrötchen
einige Salatblätter
- 2 Kiwis

Cremequark mit Salz, Pfeffer und Schnittlauch verrühren. Das Brötchen halbieren, mit etwas von dem bereits zubereiteten Cremequark bestreichen, mit Salatblättern belegen. Das Brötchen zusammenklappen und zu dem Quark essen. Hinterher gibt es zwei Kiwis.

Kochen Sie drei Portionen Kartoffeln mehr mit. Eine Portion brauchen Sie morgen mittag, zwei Portionen am Sonntag.

MITTAGESSEN

Forelle mit Pellkartoffeln

- 3 Kartoffeln
Salz
- 1 Forelle (frisch oder tiefgekühlt)
einige Tropfen Zitronensaft
Pfeffer
1 Tomate
1 EL grob gehackte Petersilie
1 TL Butter o. Margarine
1 Stück Alufolie
- 1 Portion gemischter Salat
1 EL Öl
2 EL Wasser
1 Prise Zucker
1 EL Schnittlauchröllchen

Kartoffeln in Salzwasser zu Pellkartoffeln kochen. Forelle auf der Innenseite mit Zitronensaft, Salz und Pfeffer würzen. Mit Tomatenscheiben, Petersilie und Butterflöckchen füllen. In Alufolie wickeln, gut verschließen. Im Backofen 20 Min. mit 200 Grad garen oder auf schwacher Hitze in einer Deckelpfanne. Dazu Salat mit einer Sauce aus Öl, Wasser, Zitronensaft, Zucker, Salz, Pfeffer und Schnittlauch.

ABENDESSEN

Vier bunte Vollkornbrötchen

- 2 Vollkornbrötchen
2 TL Frischkäse-leicht
2 TL Salatcreme
1 TL Senf
- ¼ grüne Gurke
einige Radieschen
Salz, Pfeffer
einige Salatblätter
- 2 Scheiben Käse
2 EL Cremequark
1 EL Zitronensaft
1 EL Wasser
1 EL gehackter Dill

Brötchen halbieren. Zwei Hälften mit Frischkäse, zwei mit Salatcreme und Senf bestreichen. Die Frischkäsehälften mit Gurke und Radieschen belegen, mit Salz und Pfeffer bestreuen. Die anderen Hälften mit Salatblättern, Käse und je einer Gurkenscheibe belegen. Dazu ein Salat aus der restlichen Gurke mit einer Sauce aus Cremequark, Zitronensaft, Wasser, Salz, Pfeffer und Dill.

LUNCHPAKET

Beide Brötchen mit Salatblättern und Käse belegen. Dazu Gurkenscheiben.

FRÜHSTÜCK

Tomatenbrot

- ● 1 Scheibe Vollkornbrot
- 2 EL Frischkäse-leicht
- 1 Tomate
- Salz, Pfeffer
- 1 EL Schnittlauchröllchen
- ● 1 Birne
- ● 1 Vanillejoghurt (fettarm)

Das Brot mit Frischkäse bestreichen. Die Tomate in Scheiben schneiden und darauf verteilen. Mit Salz, Pfeffer und Schnittlauch würzen. Die Birne kleinschneiden und den Vanillejoghurt darübergießen.

MITTAGESSEN

Bauernfrühstück

- ● 3 gekochte Kartoffeln
- 2 Frühlingszwiebeln
- ● 2 Eier
- Salz, Pfeffer
- 2 TL Butter o. Margarine
- ● 3 Tomaten
- 2 EL Schnittlauchröllchen

Kartoffeln in Scheiben, Frühlingszwiebeln in Ringe schneiden. Eier mit Salz und Pfeffer verquirlen. Kartoffelscheiben und Zwiebelringe in einer beschichteten Pfanne anrösten. Butter oder Margarine zugeben und goldgelb zu Ende braten. Die Eimasse darübergießen und unter gelegentlichem Wenden stocken lassen. Dazu Tomatenachtel mit Salz, Pfeffer. Alles mit Schnittlauch bestreuen.

ABENDESSEN

Matjesbrot

- 2 EL Salatcreme
- 1 EL Gurkenwasser
- Salz, Pfeffer
- 2 EL gehackter Dill
- ● 1 Matjesfilet
- ● 1 Apfel
- 2 Gewürzgurken
- ● 2 Scheiben Vollkornbrot
- einige Salatblätter

Salatcreme mit Gurkenwasser, Salz, Pfeffer und Dill mischen. Den Matjes, ein Stückchen Apfel und die Gewürzgurken würfeln und unterheben. Das Brot mit Salatblättern belegen. Den Matjessalat darauf verteilen. Den Rest vom Apfel hinterher essen.

LUNCHPAKET

Die Brote dünn mit Salatcreme bestreichen, mit Dill bestreuen. Salatblätter darauflegen. Den Matjes im ganzen auf eine Scheibe legen. Eine Gewürzgurke längs in Scheiben schneiden und darauflegen. Die andere Scheibe darüberklappen, in der Mitte durchschneiden und in Frischhaltefolie wickeln. Dazu gibt's einen Apfel.

FRÜHSTÜCK

Rührei auf Vollkornbrot

- ● 2 Scheiben Knäckebrot*
- 2 TL Frischkäse-leicht
- 1 TL Honig
- ● ½ Bund Radieschen
- Salz, Pfeffer
- ● 1 Ei
- 1 EL Schnittlauchröllchen
- 1 Msp. Butter o. Margarine
- ● ½ Scheibe Vollkornbrot*
- einige Salatblätter

Das Knäckebrot mit Frischkäse bestreichen. Eine Scheibe mit Honig beträufeln. Die andere Scheibe mit Radieschenscheiben belegen, mit Salz und Pfeffer würzen. Das Ei mit Salz, Pfeffer und Schnittlauch verrühren. Butter oder Margarine in einer beschichteten Pfanne erhitzen und das Rührei darin unter gelegentlichem Wenden stocken lassen. Das Vollkornbrot mit Salatblättern belegen und das Rührei daraufsetzen. Die restlichen Radieschen drum herumlegen.

* Hier besteht die Brotportion aus verschiedenen Sorten.

MITTAGESSEN

Hüftsteak mit Grilltomate

- ● 3 gekochte Kartoffeln
- Salz, Pfeffer
- 3 TL Butter o. Margarine
- ● 1 Hüftsteak (150 g)
- 1 Knoblauchzehe
- ● 3 Tomaten
- 1 EL gehackte Petersilie
- einige Tropfen Öl
- 2 EL Wasser
- 1 EL Crème fraîche
- ½ TL getrockneter Estragon

Die Kartoffeln würfeln und in einer beschichteten Pfanne anrösten. Mit Salz und Pfeffer würzen. 2 TL Butter oder Margarine zugeben, die Kartoffeln goldbraun zu Ende braten und warm stellen. Das Steak auf beiden Seiten mit einer Knoblauchzehe einreiben. Tomaten kreuzweise einschneiden, mit Salz, Pfeffer, zerdrückter Knoblauchzehe, Petersilie und je 1 Butterflöckchen würzen. Eine beschichtete Deckelpfanne mit einigen Tropfen Öl auswischen. Das Steak auf jeder Seite 1 Min. scharf anbraten und dann 4 Min. auf jeder Seite mit wenig Hitze zu Ende braten. Mit Salz und Pfeffer beim Wenden auf jeder Seite würzen. Nach dem Anbraten die Tomaten dazusetzen und zugedeckt mitschmoren. Steak und Tomaten auf einen Teller legen. Den Bratensatz mit Wasser lösen. Crème fraîche und Estragon hineinrühren, einmal aufkochen. Die Sauce über das Steak gießen.

Morgen gibt's Weiße Bohnen (Hülsenfrüchte). Wenn Sie die Kochzeit verkürzen wollen, weichen Sie heute abend zwei Portionen (1 Tasse, 150 g) in zwei Tassen Wasser ein.

EXTRA

am Nachmittag: 1 Stück Obstkuchen

ABENDESSEN

Kartoffelsalat mit Würstchen

- ● 3 gekochte Kartoffeln
- ● 1 Tomate*
- ● 1 Stück grüne Gurke*
- ● ½ Bund Radieschen*
- Salz, Pfeffer
- 1 EL Öl
- 3 EL Wasser
- ½ TL Instant-Brühe
- 1 EL Weinessig
- 1 kleine Zwiebel
- einige Salatblätter
- 1 EL Schnittlauchröllchen
- ● 1 kleines Wiener Würstchen (50 g)
- 1 Klecks Senf

* Die Gemüseportion besteht aus mehreren Sorten.

Kartoffeln pellen und in Scheiben, Tomaten in Spalten, grüne Gurke und Radieschen in dünne Scheiben schneiden. Mit Salz und Pfeffer würzen und alles gut mischen. In einem Pfännchen Öl, Wasser, Instant-Brühe, Weinessig, gewürfelte Zwiebel, Salz und Pfeffer verrühren und einmal aufkochen. Die Salatsauce über das Gemüse gießen, vorsichtig umrühren und 10 Min. ziehen lassen. Den Salat auf Salatblättern anrichten und mit Schnittlauchröllchen bestreuen. Das Würstchen im Wasserbad oder in der Mikrowelle erhitzen und zusammen mit einem Klecks Senf neben dem Kartoffelsalat anrichten.

LUNCHPAKET

Den Kartoffelsalat wie oben beschrieben zubereiten. Die Salatblätter weglassen.

Das Würstchen in Scheiben schneiden und unter den Kartoffelsalat heben. Alles in eine gut verschließbare Dose füllen.

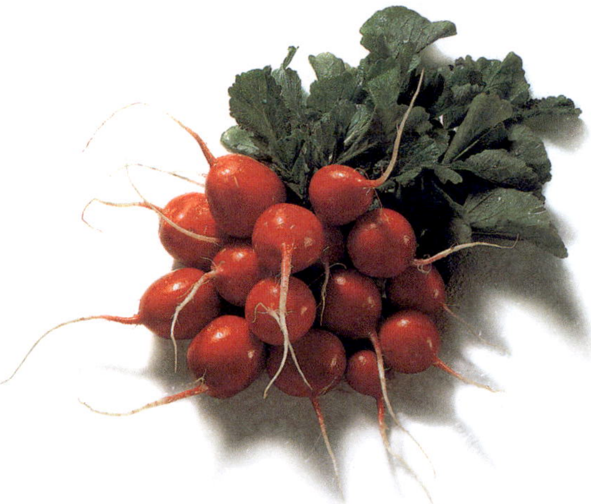

Die Kur für alle Fälle

3. WOCHE: Berufstätige finden auch in der 4-Wochen-Kur jeden Tag ein Lunchpaket. Es wird aus den Zutaten des Abendessens zubereitet. Wir empfehlen: abends zubereiten und am nächsten Tag essen. Ist praktischer, als wenn man sich das morgens noch in aller Eile zurechtmachen muß. Wer am Arbeitsplatz das Lunchpaket ißt, ißt abends dann die warme Mahlzeit. Denken Sie immer daran, zwischen den drei Hauptmahlzeiten zwei Extra-Mahlzeiten einzulegen – Obst, Rohkost, Milchprodukte. Faustregel: ein buntes Extra (Obst und Gemüse) und ein weißes (fettarme Milchprodukte). Denken Sie auch an die zwei Liter Flüssigkeit, die Sie jeden Tag trinken sollen.

3. WOCHE – Einkaufszettel

Vorrat von A-Z	Einkauf	Mo	Di	Mi	Do	Fr	Sa	So
Butter oder Margarine	Putenschnitzel (Gramm)		150					
Crème fraîche	Beefsteakhack (Gramm)			100	150			
Curry	Kalbs- o. Schweineleber (Gramm)							150
Edelsüß-Paprika	Wiener Würstchen (Stück)						1	1
Frischkäse-leicht	Fischfilet (Gramm)					150		
getrockneter Estragon	Corned beef (Gramm)	100						
getrockneter Majoran	Roastbeef (Scheiben)			2	1			
getrockneter Oregano	Parmaschinken (Scheiben)	1	3					
getrockneter Thymian	Eier (Stück)	1				1		1
Gewürzgurken (Glas)	Käse (EL + Scheiben)					2 EL	4	
Honig oder Marmelade	M-Joghurt mit Früchten (Becher)					1		
Instant-Brühe (Glas)	Vanillejoghurt, fettarm (Becher)			1				
Instant-Gemüsebrühe (Würfel)	Obstgarten (kl. Becher)	1						
Kartoffeln	Kopfsalat (Stück)	x		x				
Knäckebrot	Blumenkohl, klein (Stück)			½	½			
Knoblauchknolle	Frühlingszwiebeln (Stück)	2	3	2		1	3	2
Lorbeerblätter	Chicorée (Stück)					1	1	
Mineralwasser	Grüne Gurke (Stück		x	x				x
Müsli oder Cornflakes	Paprikaschote (Stück)					1	1	
Öl	Pilze (Gramm)						150	
Olivenöl	Radieschen (Bund)				1			
Pfeffer	Tomaten (Stück)	3	3			2	1	
Reis	Zucchini (Stück)					1		
Salatcreme	TK-Erbsen (Mini-Pack, 150 g)							1
Salz	TK-Möhren (Mini-Pack, 150 g)				1			
Semmelbrösel	Apfel (Stück)	1						
Senf	Banane (Stück)			1			1	
Tomatenmark (Tube)	Birne (Stück)		1					
Vollkornbrot	Kiwi (Stück)							2
Vollkorntoast	Basilikum		x					
Weinessig	Dill			x				
Weiße Bohnen	Petersilie		x	x	x	x	x	
Weißwein	Schnittlauch	x						
Würzmittel	Kresse (Päckchen)							1
Zucker	Brötchen/Baguette (Stückchen)		3		1	2	1	
Zwiebeln	Obstkuchen (Stück)							1

Zeichenerkärung
x = Wenn nur wenig gebraucht wird.

FRÜHSTÜCK

Früchtequark

- 1 kl. Becher Früchtequark (Obstgarten-leicht, 125 g, Danone
- 1 Scheibe Vollkornbrot
  2 TL Frischkäse-leicht
  2 TL Schnittlauchröllchen
- 1 Apfel

Den Quark verrühren und in ein Schälchen füllen. Das Brot mit Frischkäse bestreichen und mit Schnittlauch bestreuen. Hinterher gibt es einen Apfel.

Kochen Sie eine Portion weiße Bohnen mehr mit. Sie brauchen sie morgen abend für einen Salat.

Kochen Sie eine Portion Kartoffeln mehr mit. Sie brauchen Sie morgen mittag.

MITTAGESSEN

Weiße Bohnen

- Portion Weiße Bohnen (75 g)
  1 Tasse Wasser
  1 Lorbeerblatt
- 3 Kartoffeln
  Salz
  2 Frühlingszwiebeln
- 100 g Corned Beef (1 Dicke Scheibe)
  1 EL Öl
  3 EL Weinessig
  ½ TL getrockneter Thymian
  Pfeffer*

Bohnen in Wasser mit dem Lorbeerblatt bißfest kochen. Kartoffeln in Salzwasser zu Pellkartoffeln kochen. Frühlingszwiebeln schräg in Scheiben schneiden, Corned beef würfeln. In einem Topf Öl erhitzen. Die gut abgetropften Bohnen zugeben und erhitzen. Mit Weinessig, Thymian, Salz und Pfeffer würzen. Das Corned Beef zugeben, einmal gut umrühren und kurz erwärmen. Die Bohnen neben den Pellkartoffeln anrichten.

ABENDESSEN

Strammer Max

- 3 Tomaten
  Salz, Pfeffer
  2 TL Schnittlauchröllchen
- 2 Scheiben Vollkornbrot
  2 EL Salatcreme
  einige Salatblätter
- 1 Scheibe Parmaschinken*
  1 Msp. Butter o. Margarine
- 1 Ei*

Tomaten achteln, auf einen Teller legen, mit Salz, Pfeffer und Schnittlauch würzen. Die Brote mit Salatcreme bestreichen, mit Salat und Schinken belegen. Butter erhitzen, Spiegelei darin braten, auf den Schinken setzen. Mit Salz, Pfeffer und Schnittlauch bestreuen.

LUNCHPAKET

Aus Brot, Salat, Schinken ein Sandwich zubereiten. Dazu gibt's ein hartgekochtes Ei und Tomaten.

* Hier haben wir statt zwei Eiern nur eins genommen, dafür aber noch eine halbe Portion Aufschnitt.

FRÜHSTÜCK

Schinkenbrötchen

- ● 1 Vollkornbrötchen
- 2 TL Frischkäse-leicht
- 1 TL Honig o. Marmelade
- ● 1 Scheibe Parmaschinken
- einige Gurkenscheiben
- Pfeffer
- ● 1 Birne

Das Brötchen halbieren, mit Frischkäse bestreichen. Die eine Hälfte mit Honig oder Marmelade bestreichen. Auf die andere Hälfte Parmaschinken und Gurkenscheiben legen und mit Pfeffer würzen. Hinterher gibt's eine Birne.

MITTAGESSEN

Putenschnitzel Pizzaiola

- ● 150 g Putenschnitzel
- Salz, Pfeffer, 1 EL Öl
- 1 Knoblauchzehe
- 1 Frühlingszwiebel
- ● 3 Tomaten
- ● 3 gekochte Kartoffeln
- ½ Tasse Wasser
- 1 EL Tomatenmark (Tube)
- ½ TL Instant-Brühe
- 2 Msp. Edelsüß-Paprika
- ½ TL getrockneter Oregano
- 1 EL gehacktes Basilikum

Putenschnitzel in drei flache Scheiben schneiden. Mit Salz und Pfeffer kräftig würzen. Knoblauchzehe fein würfeln. Frühlingszwiebel in Ringe, Tomaten klein- und Kartoffeln in Schnitze schneiden. Wasser mit Tomatenmark, Instant-Brühe, Paprika, Oregano, Salz und Pfeffer verrühren. Kartoffeln anrösten. Öl und Putenschnitzel zugeben und alles hellbraun braten. Am Rand die Knoblauchwürfel goldgelb braten. Alles etwas an den Pfannenrand schieben. Die Zwiebelringe und Tomaten zugeben. Die Tomatenmark-Sauce zugießen und etwas einkochen. Mit Basilikum bestreuen.

ABENDESSEN

Weißer Bohnensalat

- 1 EL Olivenöl
- 1 EL Weinessig
- 1 TL Zucker
- Salz, Pfeffer
- 2 Frühlingszwiebeln
- ● 1 Portion gekochte weiße Bohnen
- 1 EL grob gehackte Petersilie
- ● 2 Scheiben Parmaschinken
- ● 2 Stückchen Baguette

Knoblauch in Scheiben schneiden. Öl, Essig, Knoblauch, Zucker, Salz und Pfeffer verrühren. Frühlingszwiebeln in Ringe schneiden, mit Bohnen und Petersilie zur Sauce geben. Den Schinken etwas kleinschneiden und wie Flocken auf dem Salat verteilen. Dazu Baguette.

LUNCHPAKET

Den Bohnensalat in eine gut verschließbare Dose füllen.

FRÜHSTÜCK

Bananenmüsli

- 1 Banane
- 1 Becher Vanillejoghurt (fettarm)
- 4 EL Müsli o. Cornflakes

Die Banane in Scheiben schneiden und in ein Schälchen legen. Den Vanillejoghurt darübergießen. Mit Müsli oder Cornflakes bestreuen.

Bereiten Sie den Fleischteig aus 250 Gramm Beefsteakhack zu (mit 3 Zwiebeln, 2 ½ EL Semmelbröseln, 5 EL Mineralwasser, 2 ½ EL Senf, 5 EL Petersilie, Salz, Pfeffer). Braten Sie daraus die drei Frikadellen und 15 kleine Fleischbällchen. Sie brauchen sie morgen mittag und morgen abend.

Kochen Sie die andere Hälfte vom Blumenkohl für morgen gleich mit.

MITTAGESSEN

Frikadellen mit Blumenkohl

- 3 Kartoffeln, Salz
- ½ kleiner Blumenkohl

Fleischteig:

- 100 g Beefsteckhack

1 kleine Zwiebel
1 EL Semmelbrösel
2 EL Mineralwasser
1 EL Senf, Salz, Pfeffer
2 EL gehackte Petersilie

einige Tropfen Öl
2 EL gehackte Petersilie
2 Frühlingszwiebeln
1 EL Butter o. Margarine
Pfeffer

Kartoffeln in Salzwasser weich und Blumenkohl knackig kochen. Fleischteig zubereiten (siehe Kasten). Drei Frikadellen formen. Eine Pfanne mit Öl auswischen und die Frikadellen darin braten. Das Kartoffelwasser bis auf einen kleinen Rest abgießen, die Kartoffeln zermusen und mit Petersilie vermengen. Frühlingszwiebelringe in Butter kurz braten, mit Salz und Pfeffer würzen, über den gut abgetropften Blumenkohl geben.

ABENDESSEN

Roastbeef-Brot

- 2 Scheiben Vollkornbrot

2 TL Frischkäse-leicht
einige Salatblätter

- 2 Scheiben Roastbeef

1 Gewürzgurke

- 1 Stück grüne Gurke

Salz, Pfeffer
2 EL gehackter Dill

Das Brot mit Frischkäse bestreichen. Mit Salatblättern und Roastbeef belegen. Die Gewürzgurke in Scheiben schneiden und darauf verteilen. Die grüne Gurke ebenfalls in Scheiben schneiden, rund ums Brot legen. Mit Salz, Pfeffer und Dill bestreuen.

LUNCHPAKET

Die Brotscheiben zusammenklappen, in der Mitte durchschneiden und in Frischhaltefolie wickeln. Dazu gibt es dicke Gurkenscheiben.

FRÜHSTÜCK

Radieschenbrötchen

- 1 Sesambrötchen
- 1 TL Frischkäse-leicht
- 1 Bund Radieschen
- Salz, Pfeffer
- 1 TL Salatcreme
- 1 Scheibe Roastbeef

Das Brötchen halbieren. Eine Hälfte mit Frischkäse bestreichen und mit Radieschenscheiben belegen. Mit Salz und Pfeffer würzen. Die andere Hälfte mit Salatcreme bestreichen und mit dem Roastbeef belegen. Mit Salz würzen. Dazu gibt es die restlichen Radieschen.

MITTAGESSEN

Möhren-Eintopf

- 3 Kartoffeln
- 1½ Tassen Wasser
- 1 TL Instant-Brühe
- 1 kl. Paket TK-Möhren (150 g)
- 1 Prise Zucker
- Salz, Pfeffer
- 10 Fleischklößchen (gestern mitgebraten)
- 2 EL gehackte Petersilie

Kartoffeln schälen, würfeln und in Wasser mit Instant-Brühe kochen. Die letzten 5 Min. die Möhren mitkochen. Alles mit Zucker, Salz und Pfeffer abschmecken. Die Fleischklößchen zugeben und kurz erwärmen. Zum Schluß die Petersilie unterrühren.

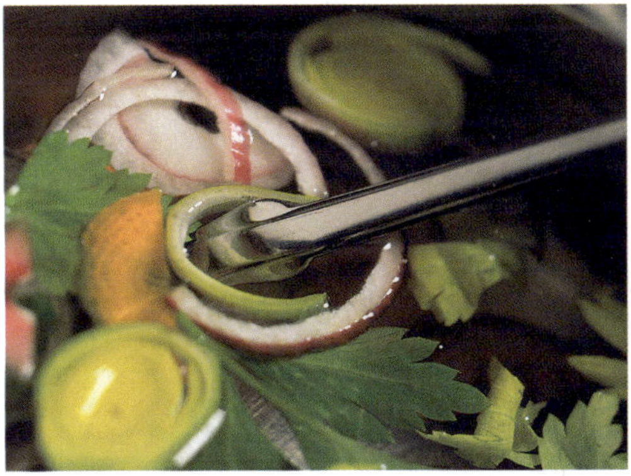

ABENDESSEN

Blumenkohlsalat

- ½ gekochter Blumenkohl
- 5 Fleischklößchen (gestern mitgebraten)
- 1 EL Öl
- 2 EL Wasser
- 1 EL Zitronensaft
- Salz, Pfeffer
- 2 EL gehackte Petersilie
- 2 Scheiben Vollkornbrot

Den Blumenkohl in Röschen teilen. Mit den Hackfleischbällchen mischen. In einer Sauce aus Öl, Wasser, Zitronensaft, Salz, Pfeffer und Petersilie eine Weile ziehen lassen. Evtl. noch einmal kräftig mit Zitronensaft, Salz und Pfeffer abschmecken. Dazu gibt es Vollkornbrot.

LUNCHPAKET

Den Salat wie oben beschrieben zubereiten und in eine gut verschließbare Dose füllen. Über Nacht in den Kühlschrank stellen. Die Brotscheiben dünn mit Salatcreme bestreichen, mit Salatblättern belegen, diagonal durchschneiden und in Frischhaltefolie wickeln.

FRÜHSTÜCK

Buntes Knäckebrot

- ● 1 Becher Magermilchjoghurt mit Früchten
- ● 3 Scheiben Knäckebrot
- 3 EL Frischkäse-leicht
- 1 Tomate*
- ● ½ Paprikaschote*
- Salz, Pfeffer
- 1 EL gehackte Petersilie

Den Joghurt gut verrühren und in ein Schälchen füllen. Das Knäckebrot mit Frischkäse bestreichen. Auf einer Scheibe Tomatenscheiben, auf zwei Scheiben kleine Paprikawürfel verteilen. Mit Salz, Pfeffer und Petersilie bestreuen.

Kochen Sie heute drei Portionen Reis mehr mit. Sie brauchen zwei Portionen morgen und eine Portion am Sonntag mittag. Wenn Sie am Sonntag ein Lunchpaket für Montag zubereiten wollen, müssen Sie sogar vier Portionen Reis vorkochen.

* Hier besteht die Gemüseportion aus zwei Sorten.

MITTAGESSEN

Curryfisch mit Reis

- ● 1 Portion Reis (30 g)
- ● 150 g Fischfilet (Kabeljau, Rotbarsch, Seelachs o. Scholle)
- Zitronensaft, Pfeffer, Salz
- ● 1 kleine Zucchini
- ● 1 Staude Chicorée*
- knapp ½ Tasse Wasser
- 2 EL Crème fraîche
- 1 EL Zitronensaft
- 1 TL Curry
- ½ TL Zucker

Reis in Salzwasser körnig kochen. Fischfilet mit einigen Tropfen Zitronensaft, Salz und Pfeffer würzen. Zucchini halbieren und in Scheiben schneiden. Chicorée in Streifen schneiden. Wasser mit Crème fraîche, Zitronensaft, Curry, Zucker, Salz und Pfeffer verrühren. Die Currysauce in einer Pfanne aufkochen. Den Fisch im Stück und Zucchinischeiben zugeben und 5 Min. in der Sauce kochen. Den Fisch einmal zwischendurch wenden. Kurz vor Schluß den Chicorée unter die Zucchini heben. Alles zusammen neben dem Reis auf einen Teller legen.

ABENDESSEN

Omelett mit Käse

- ● 1 Ei**
- 2 EL Mineralwasser
- Salz, Pfeffer
- ● 1 Tomate*
- ● ½ Paprikaschote*
- 1 Frühlingszwiebel
- 1 EL grob gehackte Petersilie
- 1 TL Butter o. Margarine
- ● 2 EL geriebener Käse**
- ● 2 Stückchen Baguette

Ei mit Wasser, Salz und Pfeffer verquirlen. Tomate, Paprikaschote und Frühlingszwiebel würfeln, mit Salz und Petersilie vermengen. Butter o. Margarine in einer beschichteten Pfanne erhitzen. Eimasse hineingießen, auf schwacher Hitze stocken lassen. Den Käse auf der Oberseite verteilen. Auf eine Hälfte das Gemüse geben. Das Omelett zusammenklappen. 5 Min. mit wenig Hitze in der Pfanne lassen. Dazu gibt's Baguette.

LUNCHPAKET

Käsebaguette mit hartgekochtem Ei und Gemüse.

** Hier haben wir nur ein Ei genommen und dafür eine halbe Portion Käse.

FRÜHSTÜCK

Käsebrötchen

- 1 Brötchen
- 1 TL Frischkäse-leicht
- 1 TL Honig
- 1 TL Salatcreme
- 1 Msp. Senf
- 1 Scheibe Käse
- 1 Banane

Das Brötchen halbieren. Eine Hälfte mit Frischkäse bestreichen und mit Honig beträufeln. Die andere Hälfte mit Salatcreme und Senf bestreichen und mit Käse belegen. Hinterher gibt's eine Banane.

* Hier besteht die Gemüseportion aus Pilzen und Paprikaschote.

MITTAGESSEN

Risotto mit Pilzen

- 100 g Pilze* (Austernpilze, Champignons, Pfifferlinge, Steinpilze o. Shiitake)
- 2 Frühlingszwiebeln
- 1 Paprikaschote*
- 1 Knoblauchzehe
- 1 EL Öl
- ½ Tasse Wasser
- ½ Würfel Instant-Gemüsebrühe
- 1 Portion gekochter Reis
- 3 Scheiben gewürfelter Käse
- Salz, Pfeffer
- Würzmittel
- 1 EL gehackte Petersilie

Pilze klein schneiden. Frühlingszwiebeln in Ringe, Paprikaschote in kleine Würfel schneiden, Knoblauchzehe fein würfeln. In einem Topf Öl erhitzen und die Pilze mit dem Knoblauch anbraten. Frühlingszwiebeln kurz mitbraten. ½ Tasse Wasser und Instant-Gemüsebrühe zugeben und einmal aufkochen. Reis unterrühren und erhitzen. Die Paprikawürfel und Käse unterheben. Mit Salz, Pfeffer und Würzmittel abschmecken und mit Petersilie bestreuen.

ABENDESSEN

Reissalat

- 1 kl. Wiener Würstchen
- 1 Tomate*
- 50 g Pilze* (Austernpilze, Champignons, Pfifferlinge, Steinpilze o. Shiitake)*
- 1 Staude Chicorée*
- 1 Frühlingszwiebel
- 1 Portion gekochter Reis
- 1 EL Öl
- 2 EL Wasser
- 2 EL Zitronensaft
- 1 Prise Zucker
- Salz, Pfeffer
- 2 EL gehackte Petersilie

Würstchen schräg in Scheiben, Tomate in Spalten, Pilze in dicke Scheiben, Chicorée in Streifen und Frühlingszwiebel in Ringe schneiden. Alles mit dem Reis mischen. Öl mit Wasser, Zitronensaft, Zucker, Salz und Pfeffer verrühren und über den Salat gießen. Mit Petersilie bestreuen.

LUNCHPAKET

Den Salat in eine gut verschließbare Dose füllen, über Nacht in den Kühlschrank stellen.

* Die Gemüseportion besteht aus mehreren Sorten.

FRÜHSTÜCK

Honigtoast und Ei im grünen Nest

- ● 2 Scheiben Vollkorntoast
- 1 TL Frischkäse-leicht
- 1 TL Honig
- 1 TL Butter o. Margarine
- 1 Paket Kresse
- ● 1 Ei
- Salz, Pfeffer
- ● 2 Kiwis

Die Brotscheiben toasten. Eine Scheibe mit Frischkäse bestreichen und mit Honig beträufeln. Die andere Scheibe mit Butter oder Margarine bestreichen. Die Kresse auf dem Brot verteilen. Das Ei wachsweich kochen, pellen und auf die Kresse setzen. Mit Salz und Pfeffer würzen. Hinterher gibt's Kiwis.

MITTAGESSEN

Kalbsleberragout mit Estragonsauce

- ● 150 g Kalbsleber (o. Schweineleber)
- 2 Frühlingszwiebeln
- ● 1 Stück grüne Gurke
- 1 EL Öl
- Salz, Pfeffer
- ½ Tasse Weißwein (oder Wasser mit 1 Msp. Instant-Brühe)
- 1 EL Crème fraîche
- 1 TL getrockneter Estragon
- ● 1 Portion gekochter Reis

Kalbsleber in flache Stücke schneiden. Frühlingszwiebeln in Streifen, grüne Gurke längs vierteln und dann in dünne Scheiben schneiden. In einer beschichteten Pfanne Öl erhitzen und die Leber auf beiden Seiten braun braten. Mit Salz und Pfeffer würzen. Die Zwiebeln zugeben und kurz mitbraten. Nach und nach den Weißwein (oder Wasser mit Instant-Brühe) zugießen und langsam einkochen lassen. Wenn Sie den letzten Schuß Wein zugegossen haben, auch die Gurkenscheiben hineingeben. Crème fraîche und Estragon zugeben, mit Salz und Pfeffer würzen und alles einmal gut umrühren. 2 Min. weiterköcheln lassen und warm stellen. In der noch heißen Pfanne den Reis erwärmen.

EXTRA

am Nachmittag:
1 Stück Obstkuchen

ABENDESSEN

Erbsencremesuppe mit Wurstscheiben

- ● 1 Kartoffel
- 1 kl. Paket TK-Erbsen (150 g)
- 1½ Tassen Wasser
- 1 TL Instant-Brühe
- 1 Zwiebel
- ● 1 kleines Wiener Würstchen
- 2 Msp. Butter o. Margarine
- 1 EL Crème fraîche
- Salz, Pfeffer
- ½ TL getrockneter Majoran
- ● 2 Scheiben Vollkornbrot

Kartoffel schälen und würfeln. Zusammen mit den Erbsen (1 EL Erbsen zurückbehalten) in Wasser mit Instant-Brühe weich kochen. Zwischendurch umrühren, evtl. etwas Wasser nachgießen. In der Zwischenzeit die Zwiebel und das Würstchen in dünne Scheiben schneiden und in Butter oder Margarine goldbraun braten. Die Suppe mit einem Schneidstab pürieren. Mit Crème fraîche verrühren, die zurückbehaltenen Erbsen zugeben. Mit Salz, Pfeffer und Majoran abschmecken. Noch einmal kurz erhitzen. In eine Suppenschale füllen, die Zwiebelringe und die Wurstscheibchen darauf verteilen. Dazu gibt es Vollkornbrot.

LUNCHPAKET

Salat aus 1 Portion gekochtem Reis, Erbsen, Würstchen, 1 EL Öl, 2 EL Weinessig, 2 EL Wasser, Salz, Pfeffer und viel Petersilie in eine gut verschließbare Dose füllen.

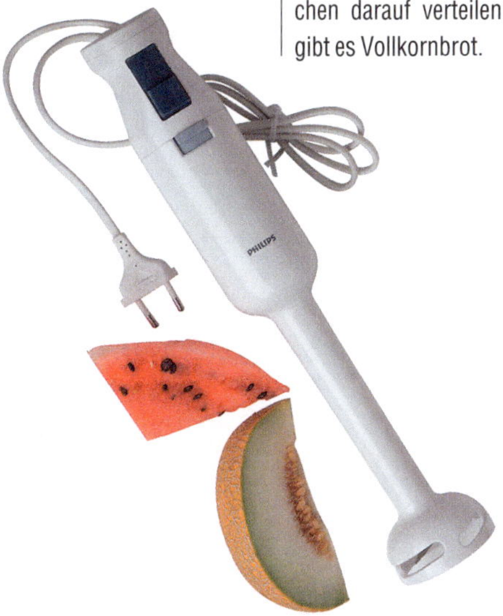

Die Kur für alle Fälle

4. WOCHE: Auf geht's in die letzte Woche. Es erwartet Sie wieder ein buntes Eßprogramm mit köstlichen Gerichten. Und wem es geschmeckt hat, darf wieder von vorn anfangen. Eine andere Möglichkeit: Sie bereiten sich nach dieser 4-Wochen-Kur nun ganz selbständig Ihre Mahlzeiten mit dem Eßbaukasten zu. Eine Fülle von Anregungen finden Sie in den Rezepten fürs Frühstück, Mittagessen, Abendessen und für Extras. Üben Sie mit dem Baukasten so lange, bis Ihnen das Prinzip in Fleisch und Blut übergegangen ist. Nur mit einer völligen Umstellung Ihrer Eßgewohnheiten werden Sie dauerhaft schlank werden und schlank bleiben.

Vorrat von A-Z	Einkauf	Mo	Di	Mi	Do	Fr	Sa	So
Butter oder Margarine	Hähnchenkeule (Stück)				2			
Crème fraîche	Hüftsteak (Gramm)							150
Curry	Beefsteakhack (Gramm)			200				
Edelsüß-Paprika	Kabeljaufilet (Gramm)					150		
Frischkäse-leicht	Matjesfilet (Stück)		1					
getr. Bohnenkraut o. Majoran	Krabbenfleisch (Gramm)							50
Gewürzgurken (Glas)	Sülze (Scheiben)	2	6					
Honig oder Marmelade	Truthahnmettwurst (Gramm)						125	
Instant-Brühe	Eier (Stück)	2						1
Instant-Gemüsebrühe (Glas)	Käse (EL + Scheiben)					4 EL	4 EL+1	
Kapern	Magermilchjoghurt (Becher)	1	x	x	x			x
Kartoffeln	Vanillejoghurt, fettarm (Becher)					1		
Knoblauchknolle	Obstgarten (kl. Becher)			1				
Lorbeerblätter	Gemischter Salat (Portion)	1						
Mineralwasser	Kopfsalat (Stück)	x	½	½*	x		x	x
Müsli	Avocado (Stück)							1
Öl	Frühlingszwiebeln (Stück)	1	3					
Orangenlikör o. Orangensaft	Chicorée (Stück)				1			1
Paprikamark (Tube)	Grüne Gurke (Stück)	x	½	x				
Pfeffer	Paprikaschote (Stück)				1			
Reis	Prinzeßbohnen (Gramm)							150
Salatcreme	Spinat, geputzt (Gramm)					150	300^{+}	
Salz	Tomaten (Stück)	3			2	1		
Semmelbrösel	Zucchini (Stück)					1	1	
Senf	TK-Erbsen (Mini-Pack, 150 g)			1				
Tomatenketchup	Apfel (Stück)	1			1			
Tomatenmark (Tube)	Apfelsine (Stück)				1			
Vollkornbrot	Banane (Stück)		1		1			1
Vollkorntoast	Birne (Stück)			1		1		
Walnüsse	Kiwi (Stück)						2	
Weinessig	Basilikum				x	x	x	
Weißwein	Dill	x	x					x
Zimt	Petersilie			x				
Zitronen	Schnittlauch	x		x	x			x
Zucker	Brötchen/Baguette (Stückchen)		1	1			2	2
Zwiebeln o. Schalotten	Laugenbrezel (Stück)						1	
	Obstkuchen (Stück)							1

Zeichenerklärung
x = wenn nur wenig gebraucht wird.
* = Für das Lunchpaket brauchen Sie nur einige Salatblätter
+ = brauchen Sie nicht fürs Lunchpaket, besser ist dann rohes Gemüse.

FRÜHSTÜCK

Zimtapfel

- 1 Apfel
- 1 Becher Magermilch-joghurt
- 2 TL Zucker, ½ TL Zimt
- 2 Scheiben Vollkorntoast
- 2 TL Frischkäse-leicht
- einige Gurkenscheiben
- Salz, Pfeffer
- 2 TL gehackter Dill

Den Apfel würfeln und in ein Schälchen legen. Joghurt mit Zucker und Zimt verrühren und auf dem Apfel verteilen. Brotscheiben toasten und mit Frischkäse bestreichen. Mit dünnen Gurkenscheiben belegen, mit Salz, Pfeffer und Dill bestreuen.

Kochen Sie heute zwei Portionen Kartoffeln mehr mit. Sie brauchen beide morgen.

☛Tip:
Wer keine Senfsauce mag, kann dazu auch eine Estragonsauce zubereiten aus 1 EL Crème fraîche, 2 EL Wasser und ½ TL getrocknetem Estragon, einmal aufkochen.

MITTAGESSEN

Eier mit Senfsauce

- 3 Kartoffeln, Salz
- 2 Eier
- 1 EL Crème fraîche
- 2 EL Senf
- 3 EL Wasser
- 1 Portion Salat (Kopfsalat, Tomaten, grüne Gurke, Radieschen)
- 1 EL Öl
- 2 EL Wasser
- einige Tropfen Zitronensaft
- 1 Prise Zucker, Pfeffer
- 2 EL Schnittlauchröllchen

Kartoffeln in Salzwasser zu Pellkartoffeln und Eier wachsweich kochen. In einem Kännchen Crème fraîche, Senf und Wasser verrühren und einmal aufkochen. Einen Salat zubereiten aus Kopfsalat, Tomaten, grüner Gurke und Radieschen mit einer Sauce aus Öl, Wasser, einigen Tropfen Zitronensaft, Zucker, Salz, Pfeffer und 1 EL Schnittlauchröllchen. Auf einem Salatteller anrichten. Kartoffeln und Eier pellen und auf einen Teller legen. Die Eier mit einem spitzen Messer aufritzen. Die Senfsauce über die Eier gießen. Mit dem restlichen Schnittlauch bestreuen.

ABENDESSEN

Brot mit Sülze

- 2 Scheiben Vollkornbrot
- 2 TL Salatcreme
- einige Salatblätter
- 2 Scheiben Sülze
- 3 Tomaten
- 1 Frühlingszwiebel
- 1 EL Öl
- 1 EL Wasser
- 1 EL Weinessig
- 1 Prise Zucker
- Salz
- Pfeffer

Das Brot mit Salatcreme bestreichen. Salatblätter und Sülze darauflegen. Tomaten in Scheiben, Frühlingszwiebel in Ringe schneiden. Beides mischen und auf einen Salatteller legen. Öl mit Wasser, Weinessig, Zucker, Salz und Pfeffer verrühren und über den Salat gießen.

LUNCHPAKET

Die Brote zusammenklappen, in der Mitte durchschneiden und in Frischhaltefolie wickeln. Dazu gibt's Tomaten.

FRÜHSTÜCK

Brötchen süß und salzig

- ● 1 Vollkornbrötchen
- 2 TL Frischkäse-leicht
- 1 TL Honig o. Marmelade
- einige Salatblätter
- ● 1 Scheibe Sülze
- ● 1 Banane

Das Brötchen halbieren und mit Frischkäse bestreichen. Eine Hälfte mit Honig oder Marmelade bestreichen. Die andere Hälfte mit Salatblättern und Sülze belegen. Hinterher gibt's eine Banane.

MITTAGESSEN

Bratkartoffeln mit Sülze und Gurkensalat

- ● 3 gekochte Kartoffeln
- 2 Frühlingszwiebeln
- 2 TL Butter o. Margarine
- ● 5 Scheiben Rindfleischsülze
- 2 EL Salatcreme
- 1 kleine Gewürzgurke
- 2 EL gehackter Dill
- ● ½ grüne Gurke
- 2 EL Magermilchjoghurt
- 2 EL Wasser
- 1 EL Tomatenketchup
- Salz, Pfeffer

Kartoffeln in Scheiben, Frühlingszwiebeln in Ringe schneiden. Beides in einer beschichteten Pfanne anbraten, dann Butter oder Margarine zugeben und goldbraun zu Ende braten, mit Salz und Pfeffer würzen. Dazu gibt es Rindfleischsülze und eine Remouladensauce aus Salatcreme mit fein gewürfelter Gewürzgurke, Salz, Pfeffer und 1 EL gehacktem Dill.

Gurkensalat: Gurke in dünne Scheiben hobeln. Eine Sauce rühren aus Magermilchjoghurt, Wasser, Tomatenketchup, Salz, Pfeffer und dem restlichen Dill. Den Gurkensalat darin eine Weile ziehen lassen.

ABENDESSEN

Heringshappen auf Salatblättern

- ● 3 gekochte Kartoffeln
- 1 Gewürzgurke
- 1 Frühlingszwiebel
- ● 1 Matjesfilet
- 2 EL gehackter Dill
- 1EL Öl
- 2 EL Weinessig
- 2 EL Wasser
- Salz, Pfeffer
- ● 1 Portion Kopfsalat

Kartoffeln, Gewürzgurke und Frühlingszwiebel in Scheiben, den Matjes in Happen schneiden. Alles mit dem Dill mischen. Eine Sauce aus Öl, Weinessig, Wasser, Salz und Pfeffer rühren und über den Salat gießen. Eine Weile ziehen lassen. Den Heringssalat auf den Salatblättern anrichten.

LUNCHPAKET

Die Salatblätter kleinschneiden und mit dem Salat mischen. Den Salat in eine gut verschließbare Dose füllen und über Nacht in den Kühlschrank stellen.

FRÜHSTÜCK

Früchtequark

- 1 kleiner Becher Früchtequark (Obstgarten-leicht, 125 g, Danone)
- 1 Sesambrötchen

2 TL Frischkäse-leicht
einige Gurkenscheiben
Salz, Pfeffer
2 TL Schnittlauchröllchen

- 1 Birne

Den Quark verrühren und in ein Glasschälchen füllen. Das Brötchen halbieren und mit Frischkäse bestreichen. Mit Gurkenscheiben belegen und mit Salz, Pfeffer und Schnittlauchröllchen würzen. Hinterher gibt's eine Birne.

Kochen Sie heute zwei Portionen Reis mehr mit. Sie brauchen sie morgen.

Bereiten Sie heute die doppelte Menge an Fleischteig zu. Für drei Klopse und drei Frikadellen. Braten Sie die Frikadellen. Sie brauchen zwei für heute, eine für morgen.

MITTAGESSEN

Königsberger Klopse

- 1 Portion Reis

1 Tasse Wasser
1 TL Instant-Brühe
2 EL Crème fraîche
1 TL Senf, 1 TL Kapern

- 1 kl. Paket TK-Erbsen

1 TL Butter o. Margarine

Fleischteig:

- 100 g Beefsteakhack

1 kleine Zwiebel
1 EL Semmelbrösel
2 EL Mineralwasser
Salz, Pfeffer
4 EL gehackte Petersilie

Reis kochen. Fleischteig zubereiten aus Beefsteakhack und den übrigen Zutaten (2 EL Petersilie). Drei Klopse formen. Wasser mit Instant-Brühe zum Kochen bringen, die Klopse darin 5 Min. garziehen lassen. In einer Tasse Crème fraîche, 6 EL von der Brühe, Senf und Kapern verrühren. Klopse herausnehmen, Brühe weggießen. Crème-fraîche-Sauce in den Topf gießen, aufkochen, Klopse darin erhitzen. Reis mit Erbsen, Butter und Salz mischen, erhitzen, mit der restlichen Petersilie vermengen.

ABENDESSEN

Frikadellenbrot

- 2 Scheiben Vollkornbrot

2 TL Salatcreme

- 1 Portion Kopfsalat
- 2 Frikadellen (mittags gebraten)

1 TL Senf
2 EL Magermilchjoghurt
2 EL Wasser
einige Tropfen Zitronensaft
1 Prise Zucker
Salz, Pfeffer
1 EL Schnittlauchröllchen

Die Brote mit Salatcreme bestreichen, mit Salatblättern belegen. Die Frikadellen in Scheiben schneiden und auf den Broten verteilen. Mit Senf bestreichen. Dazu gibt es einen grünen Salat aus den restlichen Salatblättern mit einer Sauce aus Magermilchjoghurt, Wasser, Zitronensaft, Zucker, Salz, Pfeffer und Schnittlauch.

LUNCHPAKET

Ein Sandwich mit Salatcreme, Salatblättern. Dazu zwei Frikadellen. Statt Salat gibt's einen Apfel.

Bild

FRÜHSTÜCK

Brot mit Fleischscheiben

- ● 1 Scheibe Vollkornbrot
- 2 TL Frischkäse-leicht
- einige Salatblätter
- ● 1 Frikadelle (gestern gebraten)
- Salz, Pfeffer
- 1 TL Schnittlauchröllchen
- ● 1 Apfel

Das Vollkornbrot mit Frischkäse bestreichen und mit Salatblättern belegen. Die Frikadelle in dünne Scheiben schneiden und darauf verteilen. Mit Salz, Pfeffer und Schnittlauch bestreuen. Hinterher gibt's einen Apfel.

Braten Sie mittags eine Hähnchenkeule mehr mit. Sie brauchen Sie für einen Salat heute abend.

☛Tip:
Sie sparen Fett, wenn Sie die Haut von der Hähnchenkeule vor dem Braten mit einem spitzen Messer mehrmals anpiken. Dann kann das Fett beim Braten austreten, und Sie können es abgießen.

MITTAGESSEN

Hähnchenkeule mit Paprikagemüse

- ● 1 Hähnchenkeule
- Salz, Pfeffer
- Edelsüß-Paprika
- 1 Zwiebel
- ● 1 Paprikaschote*
- ● 2 Tomaten*
- 1 Knoblauchzehe
- 1 EL Tomatenmark (Tube)
- 1 EL Weinessig, 1 EL Öl
- 1 EL Zucker, 2 EL Wasser
- 1 EL gehacktes Basilikum
- ● 1 Portion gekochter Reis

Hähnchenkeule mit Salz, Pfeffer und Edelsüß-Paprika einreiben, ohne zusätzliches Fett knusprig braten. Zwiebel, Paprikaschote, Tomaten und Knoblauch würfeln. In einer Tasse Tomatenmark, Essig, Zucker, Wasser, Salz und Pfeffer verrühren. In einem Topf Öl erhitzen, Zwiebel und Knoblauch anbraten. Paprikawürfel kurz mitbraten. Tomatenmark-Sauce zugießen, alles 10 Min. bei mittlerer Hitze schmoren. Tomaten und Basilikum zugeben, 2 Min. weiterschmoren. Dazu gibt es Reis.

* Hier besteht die Gemüseportion aus zwei Sorten.

ABENDESSEN

Geflügelsalat mit Banane und Chicorée

- ● 1 gebrat. Hähnchenkeule
- ● 1 Banane, 1 Apfelsine*
- ● 1 kleine Staude Chicorée*
- ● 1 Portion gekochter Reis
- 2 EL Magermilchjoghurt
- 1 TL Zitronensaft
- 1 TL Curry
- 2 Prisen Zucker
- Salz, Pfeffer

Die Haut von der Hähnchenkeule entfernen. Das Fleisch kleinschneiden, die Banane in Scheiben, eine halbe Apfelsine in Stücke und den Chicorée in Streifen schneiden. Alles mit dem Reis vermengen. Die andere Hälfte der Apfelsine auspressen. Magermilchjoghurt mit Zitronen- und 2 EL Apfelsinensaft, Curry, Zucker, Salz und Pfeffer verrühren, über den Salat geben und 1x vorsichtig umrühren.

LUNCHPAKET

Den Geflügelsalat in eine gut verschließbare Dose füllen und über Nacht in den Kühlschrank stellen.

* Hier besteht die Gemüseportion aus Obst und Gemüse.

FRÜHSTÜCK

Birnenmüsli

- ● 1 Birne
- ● 1 Becher Vanillejoghurt (fettarm)
- ● 4 EL Müsli

Birne in kleine Scheiben schneiden und in ein Schälchen legen. Den Vanillejoghurt darübergießen. Mit Müsli bestreuen.

Kochen Sie heute eine Portion Salzkartoffeln mehr.
Sie brauchen diese Portion für heute abend. Nehmen Sie diese Kartoffeln aus dem Kochwasser, wenn sie knapp gar sind. Die Salzkartoffeln für das Mittagessen können dann weiterkochen.

MITTAGESSEN

Fischragout

- ● 3 Kartoffeln, Salz
- ● 50 g Kabeljaufilet
- Pfeffer
- einige Tropfen Zitronensaft
- 2 Schalotten o.
- 2 kleine Zwiebeln
- 1 Knoblauchzehe, 1 EL Öl
- ½ Tasse Weißwein
- 2 EL Crème fraîche
- ● 150 g geputzter Spinat o.
- ½ Paket TK-Spinat

Kartoffeln in Salzwasser zu Salzkartoffeln kochen, Kabeljaufilet würfeln und mit Salz, Pfeffer und einigen Tropfen Zitronensaft würzen. Schalotten und Knoblauchzehe fein würfeln. Öl in einem Topf erhitzen, Schalotten und Knoblauch darin glasig braten. Nach und nach ½ Tasse Weißwein zugießen und bis auf einen Eßlöffel an Flüssigkeit einkochen. Crème fraîche hineinrühren, mit Salz und Pfeffer würzen. Einmal kurz aufkochen. Spinat zugeben und zugedeckt unter gelegentlichem Rühren zusammenfallen lassen. Die Fischwürfel zugeben und auf schwacher Hitze garziehen lassen.

ABENDESSEN

Überbackene Zucchini

- ● 3 gekochte Salzkartoffeln
- ● 1 Zucchini
- 1 Tomate
- 1 EL gehacktes Basilikum
- Salz, Pfeffer
- ● 4 EL geriebener Käse
- 4 EL Wasser
- 1 Knoblauchzehe

Kartoffeln, Zucchini und Tomate in Scheiben schneiden. In eine ofenfeste Form schichten. Mit Basilikum, Salz und Pfeffer bestreuen. Mit Kartoffelscheiben abdecken. Käse mit Wasser, zerdrücktem Knoblauch und Instant-Brühe verrühren und auf den Kartoffelscheiben verteilen. 20 Min. im vorgeheizten Backofen mit 200 Grad überbacken.

LUNCHPAKET

Gemüse kleinschneiden, mit gewürfeltem Käse und einer Sauce aus 1 EL Öl, 2 EL Wasser, 7 EL Weinessig, Basilikum, Salz und Pfeffer mischen. In eine gut verschließbare Dose füllen.

FRÜHSTÜCK

Laugenbrezel mit Käse

- ● 1 Laugenbrezel
- 2 TL Butter o. Margarine
- einige Salatblätter
- ● 1 Scheibe Käse
- ● 2 Kiwis

Die Laugenbrezel aufschneiden und mit Butter oder Margarine bestreichen. Salatblätter und Käse darauflegen und die Brezel zusammenklappen. Hinterher gibt's zwei Kiwis.

MITTAGESSEN

Zucchini-Eintopf mit Fleischklößchen

- ● 3 Kartoffeln
- 1½ Tassen Wasser
- ½ Würfel Instant-Gemüsebrühe
- ● 1 mittelgroße Zucchini
- ● 1 Truthahn-Zwiebelmettwurst (125 g)
- 2 EL Crème fraîche
- 2 EL Zitronensaft
- Salz, Pfeffer
- 2 EL gehacktes Basilikum

Kartoffeln würfeln und in Wasser mit Instant-Gemüsebrühe weich kochen. Zucchini längs vierteln und in Scheiben schneiden. Aus dem Truthahn-Zwiebelmett kleine Klößchen formen. In die Kartoffeln Crème fraîche rühren und einmal aufkochen. Zucchini und Klößchen zugeben und 5 Min. köcheln lassen. Mit Zitronensaft, Salz und Pfeffer abschmecken. Das Basilikum unterrühren.

ABENDESSEN

Blattspinat mit geriebenem Käse

- 1 Knoblauchzehe
- ● 300 g geputzter Spinat
- 2 TL Butter o. Margarine
- ● 4 EL geriebener Käse
- ● 2 Stückchen Baguette

Knoblauch fein würfeln und in einer großen beschichteten Deckelpfanne anrösten. Den Spinat nach und nach zugeben und zugedeckt auf schwacher Hitze zusammenfallen lassen. Gelegentlich dabei umrühren. Den Spinatsaft verkochen oder abgießen. Butter oder Margarine auf dem heißen Spinat schmelzen lassen und auf einem Teller anrichten. Mit Käse bestreuen. Dazu gibt es Baguette.

LUNCHPAKET

Ein Käse-Sandwich mit Salatcreme und Salatblättern. Dazu gibt's Gemüse.

FRÜHSTÜCK

Spiegelei auf Vollkornbrot

1 TL Butter o. Margarine
● 1 Ei
Salz, Pfeffer
1 TL Schnittlauchröllchen
● 1 Scheibe Vollkornbrot
einige Salatblätter
● 1 Banane
1 TL gehackte Walnüsse
2 EL Zitronensaft
2 TL Zucker
1 TL Orangenlikör o.
1 TL Orangensaft

Die Butter oder Margarine in einer kleinen beschichteten Pfanne erhitzen. Das Ei darin als Spiegelei braten. Mit Salz, Pfeffer und Schnittlauch bestreuen. Auf das Brot Salatblätter legen und des Spiegelei daraufsetzen. Hinterher gibt es einen Bananensalat. Die Banane in Scheiben schneiden, in ein Schälchen legen und die Nüsse darüberstreuen. Zitronensaft mit Zucker und Grand Marnier verrühren und darübergießen. Das ist der süße Abschluß von der Kur für alle Fälle.

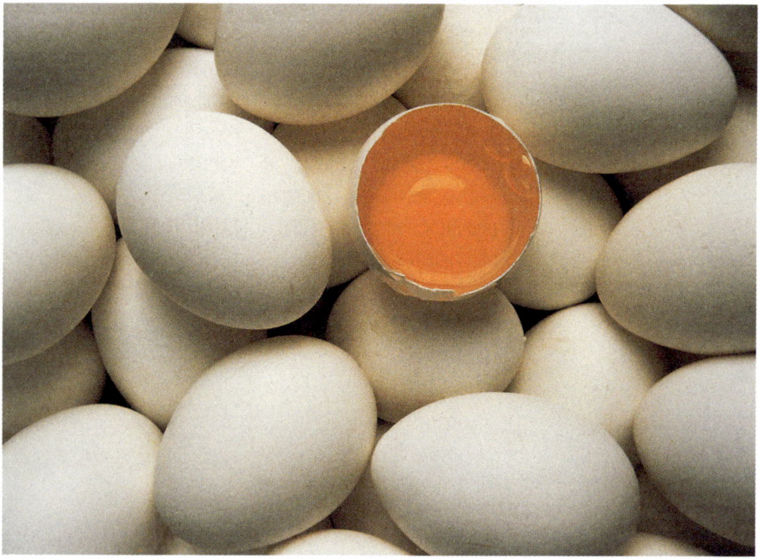

MITTAGESSEN

Rindfleisch mit Bohnen

- ● 3 Kartoffeln
- Salz
- ● 150 g Hüftsteak
- 2 Zwiebeln
- ● 150 g Prinzeßbohnen o.
- 1 kl. Paket TK-Bohnen
- 1 EL Öl
- 1 Lorbeerblatt
- 1 Tasse Wasser
- 1 TL Instant-Brühe
- 1 EL Crème fraîche
- 1 EL Paprikamark o.
- 1EL Tomatenmark
- 1 Knoblauchzehe
- Pfeffer
- ½ TL getrocknetes Bohnenkraut oder Majoran

Kartoffeln in Salzwasser zu Pellkartoffeln kochen. Das Fleisch in dicke Scheiben schneiden. Die Zwiebeln grob hacken. Prinzeßbohnen putzen und in 5 cm lange Stücke schneiden. In einem Topf Öl erhitzen und Fleisch und Zwiebeln scharf anbraten. Lorbeerblatt zugeben. Wasser mit Instant-Brühe verrühren. Das Fleisch mit etwas Brühe ablöschen und bei mittlerer Hitze 15 Min. schmoren. Die Brühe nach und nach zugießen. Prüfen, ob das Fleisch weich ist, wenn nicht, weiterköcheln lassen und etwas Wasser nachgießen. In einer Tasse Crème fraîche, Paprikamark, zerdrückte Knoblauchzehe, Salz und Pfeffer verrühren und alles zum Fleisch geben. Die Bohnen zugeben und 10 Min. auf schwacher Hitze weiterköcheln lassen. Bohnenkraut unterrühren.

EXTRA

am Nachmittag: 1 Stück Obstkuchen

ABENDESSEN

Krabben mit Avocadocreme

- 1 Staude Chicorée
- ● 50 g Krabbenfleisch
- ● 1 Avocado
- 2 EL Zitronensaft
- Salz, Pfeffer
- 2 EL Magermilchjoghurt
- 2 EL gehackter Dill
- ● 2 Stückchen Baguette

Chicorée in Streifen schneiden und mit dem Krabbenfleisch mischen. Die Avocado halbieren und den Kern herauslösen. Die eine Hälfte schälen und in Scheiben schneiden, neben die Krabben legen, mit einigen Tropfen Zitronensaft, Salz und Pfeffer würzen. Mit einem Löffel aus der anderen Hälfte das Fruchtfleisch herauslösen und in eine Schüssel geben. Restlichen Zitronensaft, Joghurt, Salz und Pfeffer zugeben und mit dem Schneidstab pürieren. Die Avocadocreme über die Krabben geben und den Dill darüberstreuen. Dazu gibt's Baguette.

Tips & Tricks von A bis Z

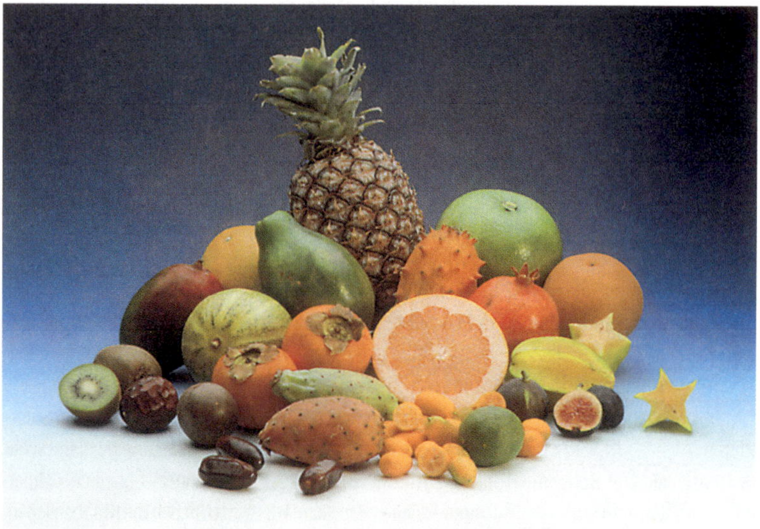

Hier finden Sie die wichtigsten Tips & Tricks, die Ihnen beim fettarmen Kochen helfen. Egal, ob Sie nur für sich kochen oder die Aktion mit Ihrem Partner oder Ihrer Familie machen. Sie lernen neue Produkte kennen, die Sie in der fettarmen Küche gut einsetzen können. Sie lernen, wie Sie mit wenig Fett tolle Saucen, Eintöpfe oder Suppen zaubern können. Kurzum alles, was Sie wissen müssen, um alte Kochgewohnheiten auf einen neuen, gesunden Stand zu bringen.

Aufschnitt

Fette Wurst sollten Sie vom Einkaufszettel streichen. Mager sind: Roastbeef, Corned beef, Kasseler, gekochter Schinken, Lachsschinken, Lachsfleisch, Sülzwürste. Besonders fettarm ist Geflügelwurst, die gibt's in allen Variationen von Mortadella bis zur Mettwurst.

Aufstrich

Sie sparen viele Fettkalorien, wenn Sie als Brotaufstrich nicht nur Butter oder Margarine verwenden. Hier einige Beispiele:

Aufstrich	Mengen	Kalorien
Butter paßt zu Marmelade, Honig, Aufschnitt, Käse	1 TL	39
Margarine paßt zu Marmelade, Honig, Aufschnitt, Käse	1TL	37
Mayonnaise paßt zu Aufschnitt	1 TL	39
Salatcreme paßt zu Aufschnitt	1 TL	11
Senf paßt zu Käse	1 TL	5
Frischkäse leicht paßt zu Marmelade, Honig, Gemüse, Obst	1 TL	9
Magerquark paßt zu Marmelade, Honig, Gemüse, Obst	1 TL	8
Cremequark paßt zu Marmelade, Honig, Gemüse, Obst	1 TL	7

Austauschen von Zutaten

Sie können alles austauschen: eine Brotsorte gegen eine andere, eine Gemüsesorte gegen eine andere. Bei Fleisch, Fisch oder Geflügel eine magere Sorte gegen eine andere magere. Nur beim Fett gibt's nicht viele Tauschmöglichkeiten: Da haben wir die geringsten Mengen und die gesündesten Sorten eingesetzt.

Baukasten

Mit Hilfe des Baukastens können Sie sich selbst Ihre eigenen fettarmen Gerichte zusammenstellen, damit Sie irgendwann völlig unabhängig von fertigen Rezepten Ihre gesunde Ernährung selbst zusammenstellen können. Denn nur das hilft auf lange Sicht und in der Zukunft. Alle Rezepte und auch die in der »Kur für alle Fälle« sind auf diesem Baukasten aufgebaut. Sehen Sie sich die Rezepte und auch die Rezepte aus der Kur an. Nur so werden Sie sicher im Umgang mit dem Eßbaukasten.

Bißfest kochen

Gemüse und Beilagen immer knakkig (bißfest) kochen. Damit bleiben die Vitamine erhalten. Einzige Ausnahme: Die Zutaten für Cremesuppen und Eintöpfe dürfen etwas weich gekocht werden, damit die Suppe sämig wird.

Blitzhacker
Elektrisches Gerät zum Zerkleinern von kleinen Mengen an Nüssen, Kräutern, Zutaten für Fleischteig usw. Beefsteak im Stück können Sie zu Tatar zerkleinern, wenn Sie es wirklich frisch auf dem Brot haben wollen.

Bratkartoffeln
Erst die Kartoffeln »trocken« in einer beschichteten Pfanne anrösten, bis sie hellbraun und trocken sind. Mit Salz und Pfeffer würzen. Dann erst 2 TL Butter oder Margarine zugeben und die Kartoffeln goldgelb zu Ende braten. Die Kartoffeln können sich so nicht mit Fett vollsaugen und »schwimmen« dennoch in dem bißchen Butter.

Brot
Hier sind alle Sorten erlaubt: Vollkornbrot, Mischbrot, Weißbrot (Baguette), Vollkornbrötchen, Pumpernickel, Knäckebrot, Vollkorntoast, Zwieback, die getrockneten Brötchenhälften (Smørgasbrød). Übrigens, die Vollkornsorten sind schmackhafter und würziger als die weißen Sorten.

Crème fraîche
Crème fraîche ist ein Sauermilchprodukt und enthält 30 % Fett. Es gibt eine etwas fettärmere Sorte unter der Bezeichnung Schmand mit 24 % Fett. Setzen Sie Crème fraîche wie Fett ein – sehr sparsam. 1 EL Crème fraîche, 20 g, enthält 60 Kalorien, 1 EL Schmand, 20 g, 50 Kalorien. Ein Eßlöffel voll genügt aber für eine cremige Sauce oder eine sämige Suppe.

Cremesuppen
Eine Kartoffel, mit einer Portion Gemüse und 1½ Tassen Wasser und 1 TL Instant-Brühe gekocht, püriert, mit 1 TL Crème fraîche aufgekocht und dann mit Gewürzen und Kräutern gewürzt, ergibt immer ein seelenfreundliches Trostpflaster für zwischendurch oder als Vorspeise für ganz Hungrige. Diese ordentliche Portion Kohlenhydrate macht gute Laune und hemmt den Hunger auf Süßes. Übrigens, geht ganz schnell in der Mikrowelle. Alles in einen hohen Becher füllen, bei 600 Watt 10 Minuten garen, in dem Becher pürieren, abschmecken. Dazu eine Scheibe saftiges Vollkornbrot.

Cremequark
Ein cremiger Magerquark mit nur 0,2 % Fett. Eignet sich für Süßspeisen, Salatsaucen, als Quark zu Pellkartoffeln – gemischt mit Kresse, kleinen grünen Gurkenwürfeln oder Radieschenscheiben. Gibt's von der Fa. Kraft unter der Bezeichnung »Qremor«.

Eier
Eier der Handelsklasse 1 haben ein Gewicht von 70 Gramm und mehr und ca. 110 Kalorien. Die kleinen Eier

der Handelsklasse 4 wiegen max. 60 Gramm und haben 87 Kalorien. 300 mg Cholesterin pro Tag sind erlaubt, wenn Sie ganz sparsam damit umgehen sollen. Ein großes Ei enthält 300 mg, ein kleines 240 mg. Mit kleinen Eiern ersparen Sie sich 20 Prozent Cholesterin.

Eintöpfe

Drei Kartoffeln in 1½ Tassen Wasser mit 1 TL Instant-Brühe weich kochen, dann 1 EL Crème fraîche und 1 Portion Gemüse zugeben, knackig kochen. Fleischbeilagen: Hackbällchen, Würstchenscheiben, Klößchen aus Putenmettwurst, gebratene Scheiben von Geflügel-Bratwurst.

Fett

Fett steckt überall drin. Besonders in Wurst und Käse, in Milchprodukten, in Fleisch und Eiern. Das sind die tierischen Fette. Sie erhöhen die Blutfettwerte (Cholesterin) und setzen die Gefäße zu. Wenn Ihnen Ihr Arzt sagt, Sie sollten keine Eier mehr essen, dann ist es soweit. Dann sollten Sie auch mit den übrigen Lebensmitteln, in denen tierische Fette enthalten sind, sparsam umgehen. Faustregel Nr. 1: Wenn Sie abnehmen oder Ihr Gewicht halten wollen, sparen Sie am Fett. Alles andere dürfen Sie unbegrenzt essen: Brot, Gemüse, Obst, Kartoffeln, Nudeln und Reis.

Fisch

Fisch enthält viel wertvolles Eiweiß und wenig Fett. Wenn es schwierig ist, frischen Fisch zu bekommen, nehmen Sie tiefgekühlten. Kabeljau, Rotbarsch, Seelachs und Scholle gibt es als Filet (kein Abfall, kein Putzen) in 300-g-Packungen. Zum Teil ist es in Stücken einzeln verpackt eingefroren, so daß man eine Portion entnehmen kann.

Fleisch

Viele Fleischsorten enthalten viel Fett. Nur wenige Sorten sind mager: Beefsteakhack (Tatar), Hüftsteak, Rumpsteak, Schweinefilet, Lammkeule, Lammfilet, Lammkoteletts, wenn man das sichtbare Fett entfernt.

Frischkäse-leicht

Normaler Frischkäse ist sehr fett, 300 Kalorien pro 100 Gramm. Frischkäse-leicht hat für die gleiche Portion nur 185 Kalorien, Frischkäse-ultra nur 95 Kalorien. Frischkäse-leicht und Frischkäse-ultra eignen sich für Saucen und besonders als Brotaufstrich, statt Butter oder Margarine.

Früchtejoghurt

Joghurt mit Früchten gibt's in vielen Variationen. Mit Vollmilchjoghurt und Magermilchjoghurt. Wenn Sie Fett sparen wollen, bleiben Sie in der Gruppe der Magermilchjoghurts.

Getränke

Trinken Sie viel, mindestens zwei Liter pro Tag. Kaffee, Tee (alle Sorten), Mineralwasser, Obstsäfte (mit Mineralwasser verdünnt), Gemüsesäfte. Wenn Sie viel trinken, klappt das mit dem Abnehmen besser.

Geflügel

Ist magerer als Fleisch, enthält hochwertiges Eiweiß und wenig Fett. Putenfilet, Putenschnitzel, Hähnchenkeule, Hähnchenbrustfilet sind die geeigneten Stücke. Groß im Kommen ist Geflügelwurst. Gibt's als Mortadella, Leberwurst, Sülze und sogar als Zwiebelmettwurst. Alles bestens geeignet als Brotbelag und als Fleischbeilage zu Gemüsegerichten.

Gewürze

Lieber mit Gewürzen großzügig umgehen als mit Salz. Curry, Majoran, Bohnenkraut, Estragon, Thymian und Oregano geben vielen Gerichten erst den richtigen Geschmack. Mehr Gewürze werden Sie in den Rezepten auch nicht finden. Achten Sie darauf, daß Ihre getrockneten Gewürze dunkel, gut verschlossen und trocken aufbewahrt werden. Kleine Portionen kaufen, mit Datum vom Kauftag versehen, alte Gewürze wegwerfen. Übrigens, Pfeffer aus der Mühle ist würziger als der fertig gemahlene. Würzmittel ist ein Gewürzgemisch für Fleischgerichte, gibt's auch für Gemüsegerichte. Rundet in vielen Fällen Gerichte erst richtig ab.

Hülsenfrüchte

Hier gilt das gleiche wie für Gemüse: Sie müssen knackig gekocht werden. Hülsenfrüchte führen ein Zwitterdasein im Eßbaukasten: Sie können als Gemüse, aber auch als Beilage eingesetzt werden. Hülsenfrüchte enthalten viel wertvolles Eiweiß und Kohlenhydrate mit Ballaststoffen. Leider brauchen sie eine Weile, bis sie gar sind. Im Dampfdrucktopf geht's schneller. Wenn Sie Hülsenfrüchte kochen, kochen Sie gleich ein paar Portionen mehr mit, und frieren Sie sie portionsweise ein. Diese tiefgefrorenen Portionen ergeben einen schnellen Eintopf, eine Gemüsebeilage oder einen Salat.

Instant-Brühe

Sofort lösliche, getrocknete Brühe in Gläsern oder Würfeln. Gibt es als Fleisch- und Gemüsebrühe. Enthält Salz, Gewürze, Kräuter und etwas Fett. Nimmt man zum Kochen von Gemüse und Suppen, zum Würzen von Saucen.

Käse

Das ist der Schnittkäse fürs Brot und der geriebene zum Überbacken. Zum Überbacken braucht man den mit

45 % Fett i. Tr., sonst schmilzt er nicht. Zwei Möglichkeiten: Sie kaufen ein Stück, wie z. B. Emmentaler, schneiden sich davon die Scheiben ab und reiben ihn, wenn nötig. Oder Sie kaufen den Käse in Scheiben und würfeln die Scheiben, wenn Sie damit ein Gericht überbacken wollen. Wir verrühren den Käse immer mit Wasser und Instant-Brühe, das »streckt« den Käse beim Überbacken.

Kartoffelpüree

Kartoffeln würfeln und ziemlich weich kochen. Das Kartoffelwasser bis auf einen kleinen Rest abgießen und mit einer Gabel oder mit einem Kartoffelstampfer zermusen. Wenn Sie Kortoffelschnee haben wollen, dann das Kartoffelwasser völlig abgießen und die Kartoffeln durch eine Kartoffelpresse drücken. Verfeinern können Sie das Kartoffelmus oder den Kartoffelschnee mit Kräutern:
Schnittlauch, Petersilie, Basilikum. Wenn's schnell gehen soll, können Sie auch fertiges Kartoffelpüree verwenden. Wasser erhitzen, Kartoffelpüreeflocken hineinschütten, mit dem Schneebesen verquirlen. Nehmen Sie das Produkt, in dem schon alles drinsteckt, auch Milch.

Kettenkochen

Wenn Sie Kartoffeln kochen, kochen Sie gleich eine Portion mehr mit, das ergibt eine schnelle Mahlzeit für den nächsten Tag. Verfahren Sie auch so mit Reis und Nudeln. Wenn Sie Fleisch oder Geflügel braten, gleich ein kleines Stück mitbraten, ergibt den Brotbelag für das Abendessen. Mit Kettenkochen sparen Sie Zeit und Strom – und damit Geld.

Kosten

Wenn Sie sich mit der Aktion »Gesund und für immer schlank« ernähren, sparen Sie Haushaltsgeld. Sie kaufen weniger und gezielter ein, pro Tag kommen Sie auf etwa 10 Mark.

Kräuter

Die wichtigsten: Petersilie, Schnittlauch, Dill und Basilikum. Basilikum und Schnittlauch bekommen Sie in Töpfen für die Fensterbank. Petersilie – die glatte ist würziger – und Dill im Bund einkaufen. Die Stiele abschneiden, in Küchenkrepp wickeln, mit einigen Tropfen Wasser anfeuchten, in eine Plastiktüte legen – hält sich so einige Tage frisch im Kühlschrank. Alle vier Kräuter und auch Kräutermischungen für Salate gibt es in kleinen Päckchen tiefgefroren. Mit TK-Kräutern gehen Sie ruhig großzügig um, sie sind im Geschmack nicht so intensiv wie frische Kräuter.

Lunchpaket

Berufstätige, die am Arbeitsplatz

keine Möglichkeit haben, eine warme Mahlzeit einzunehmen, sollten sich ein Lunchpaket (Lunch, engl. = Mittagessen) mitnehmen. Das Lunchpaket bereiten Sie sich aus den Zutaten vom Abendessen, das ergibt zusammengeklappte Brote (Sandwiches) und eine Portion Gemüse/Obst oder Salate. Wer mittags schon sein »Abendessen« ißt, ißt abends dann das Mittagessen, also warm.

Maßeinheiten

1 EL = 1 Eßlöffel
1 TL = 1 Teelöffel
1 Msp. = 1 Messerspitze
1 Tasse = 150 ml (Milliliter)

Meßgeräte

Bei der Aktion »Gesund und für immer schlank« müssen Sie selten etwas abwiegen. Eine kleine Küchenwaage kann allerdings nicht schaden. Nehmen Sie zum Abmessen immer die gleiche Sorte Eßlöffel (EL) und Teelöffel (TL). Das gleiche gilt für Tassen. Hier ist auch ein kleiner Meßbecher praktisch. ½ Tasse Wasser entspricht z. B. 75 ml, eine ganze Tasse 150 ml, 1½ Tassen, ein Maß, das bei allen Suppen vorkommt, sind 225 ml, knapp ¼ Liter.

Mikrowelle

Wer eine Mikrowelle besitzt, sollte sie auch benutzen. Saucen, Cremesuppen, Eintöpfe und Gemüsebeilagen können vollständig in der Mikrowelle gegart werden. Das geht schnell, das Aroma vom Gemüse bleibt erhalten, die Vitamine werden geschont.

Mineralwasser

Können Sie gleich kistenweise einkaufen, denn pro Tag brauchen Sie zwei Flaschen. Viel trinken ist die Devise. Mineralwasser enthält wichtige Mineralien, wie z. B. Kalium, Kalzium und Magnesium. Wenn Sie wissen wollen, wieviel Salz Ihr Mineralwasser enthält, müssen Sie nicht wissen, wieviel Natrium es enthält, sondern den Chloridgehalt mit 1,66 multiplizieren. Das ergibt den Kochsalzgehalt. Beispiel: Wenn 1 Liter Mineralwasser 0,1 Gramm Chlorid enthält, enthält es 0,16 Gramm Kochsalz. Davon braucht der Mensch höchstens 5 Gramm pro Tag.

Öl

Verwenden Sie zum Kochen und Braten nur hochwertige Öle, Pflanzen- oder Keimöle. Sie sind rein, geschmacksneutral, erhitzbar und enthalten einen hohen Anteil an Linolsäure, wichtig für den Stoffwechsel. Für Salate können Sie Oliven-, Nuß-, Distel- oder Sojaöl nehmen. Davon kleine Portionen einkaufen, sie werden leicht ranzig.

Pfannen

Zwei Pfannen brauchen Sie, ein kleine und eine große möglichst mit Deckel. Die Größe hängt davon ab, für wie viele Personen Sie täglich kochen. Die Pfannen sollten eine einwandfreie Beschichtung haben, dann können Sie darin fettarm braten und dünsten, ohne daß etwas anbackt. Behandeln Sie Ihre Pfannen liebevoll, nur mit Holzgeräten darin herumrühren, nie mit spitzen oder scharfen Gegenständen. Spülen Sie sie unter heißem Wasser ab, nie in die Spülmaschine stecken.

Paprikamark

Paprikamark gibt es – wie Tomatenmark – in Tuben, es eignet sich manchmal besser als Tomatenmark zum Würzen von Gemüse, Eintöpfen und Saucen. Häufig schwer zu bekommen. Sie finden es aber in den gut sortierten Feinkostabteilungen der großen Kaufhäuser in dem Regal, in dem auch Senf- und Tomatenmark-Tuben zu finden sind. Bekanntester Hersteller ist die Fa. Kühne.

Pizza

Die fertigen Pizzas sind ziemliche Kalorienbomben. Pizza können Sie aber auch selbst backen. Für eine tellergroße Pizza reichen 8 EL Pizza-Fertigmehl (Mondamin). Mit 6 EL Wasser verrühren, zugedeckt an einem warmen Ort gehen lassen, dünn kreisförmig verstreichen, den Boden mit 200 Grad 10 Min. vorbacken. Mit dem Belag 10 Min. weiterbacken. 4 EL geriebener Käse oder 1/3 Kugel Mozzarella genügen als Käsebelag, das ergibt ein knuspriges Abendessen.

Portionen

1 kl. Portion Brot o. Brötchen = 1–2 Scheiben o. Stück, 3 Sch. Knäckebrot
1 gr. Portion Brot o. Brötchen = 2–3 Scheiben o. Stück, 3 Sch. u. mehr Knäckebrot
1 Portion Gemüse = ca. 150 g, geputzt
1 Portion Salat = ca. 150 g, geputzt
1 Portion Kartoffeln = 3 Stück, ca. 150 g, geschält
1 Portion Reis = 2 EL roher Reis, 30 g
6 EL gekochter Reis, 75 g
1 Portion Nudeln = 75 g rohe Nudeln, knapp 200 g gekochte Nudeln
1 Portion Hülsenfrüchte = ½ Tasse, ca. 75 g, 125 bis 150 g gekocht
1 Scheibe Käse = 20 g
1 EL geriebener Käse = 10 g
1 Scheibe Aufschnitt = 20 g

Quarkspeisen mit Früchten

Es gibt Magermilchjoghurts, die mit Quark und Früchten gemischt sind. Finden Sie unter der Bezeichnung Obstgarten leicht + leicht« im 125-Gramm-Becher von der Fa. Danone. Ein Becher enthält weniger als 100 Kalorien, wenig Fett, aber Süßstoff. Als Milchspeise fürs Frühstück und als Extra.

Salatcreme

Die magere Version von Mayonnaise, hat nur 10 bis 20 % Fett. Besteht aus Joghurt, Pflanzenöl und wenig Eigelb. Zum Vergleich: Mayonnaise enthält 80 % Fett, Salatmayonnaise 50 % Fett. Salatcreme eignet sich als Brotaufstrich, für kalte Saucen und Salatsaucen.

Saucen

Hier der Geheimtip: Auf 1 EL Crème fraîche kommen mindestens 2 EL Wasser, Brühe oder Weißwein, alles wird einmal aufgekocht. Dazu kommen dann Kräuter, Gewürze, gewürfelte Schalotten oder Zwiebeln, Senf, Tomaten- oder Paprikamark.

Schneidstab

Ein elektrisches Gerät mit einem Stab, an dessen Ende sich ein Messer befindet. Mit dem Schneidstab können Sie Suppen und Saucen pürieren. Für große Portionen eignet sich ein elektrischer Mixer besser.

Speck

Mit vier kleinen Scheiben Speck oder geräuchertem Schinken (40 g) können Sie jedem Eintopf eine herzhafte Note verpassen. Wenn Sie Speck oder Schinken verwenden, gibt's nicht auch noch Fleisch. Alles zusammen enthält dann zuviel Fett. Übrigens, Speck oder Schinken nicht zu hoch erhitzen, nur auslassen, nicht knusprig braten.

Süßstoff

Neuerdings steht Süßstoff im Verdacht, den Hunger auf Süßes anzuheizen. Wir verwenden in unseren Rezepten deshalb Zucker in kleinen Mengen, der Ihren Süßhunger eher besänftigt.

TK-Produkte

TK = tiefgekühlt. Möhren, Erbsen, Bohnen, Blattspinat und andere Gemüsesorten gibt es tiefgefroren, meistens in 300-Gramm-Packungen. Einige Sorten davon auch neuerdings in Mini-Packs mit 150-g-Inhalt. Genau die richtige Portion für eine Person. Bei TK-Gemüse gibt's keinen Abfall, kein Putzen, keine Reste. Das Gemüse wird frisch vom Feld geerntet, geputzt und sofort schockgefroren und tiefgekühlt. Es behält dadurch seine Vitamine und Geschmacksstoffe. Noch ein Vorteil: Sie bekommen es unabhängig von der Saison das ganze Jahr hindurch. Ideal für kleine Haushalte.

Tomatensauce

Fertigprodukt aus sonnengereiften, in Stücke geschnittenen, servierfertigen Tomaten mit Zutaten, wie zum Beispiel Champignons oder Basilikum, in kleinen blockförmigen Pappkartons, Inhalt knapp 400 Gramm. Reicht für mindestens zwei Portionen. Geöffnet zwei Tage im Kühlschrank haltbar. Eine Portion hat rund 50 Kalorien. Eignet sich für Saucen, Eintöpfe, Gemüsegerichte und Pizzas. Gibt es von verschiedenen Herstellern. Testen Sie selbst, welche Sorte Ihnen am besten schmeckt.

Überbacken

Wenn Sie sichergehen wollen, daß Ihnen nichts verbrennt, heizen Sie den Backofen auf die gewünschte Temperatur vor. Mit Käse überbackene Gerichte sind in 20 Minuten gar und goldbraun. Wenn übergrillt werden soll, reichen 8 Minuten und 5 Minuten unter dem Grill. Wenn Sie nicht vorheizen, müssen Sie genau beobachten, wann Ihr Gericht fertig ist.

Vanille

Häufige Zutat für Cremes, Joghurts, Müslis und Süßspeisen, leider teuer. Echte Vanille schmeckt aber immer besser als jeder Ersatz.

Vanillejoghurt

Fertigprodukt mit echter Vanille und Zucker (kein Süßstoff!). Cremig, sahnig. Lecker zu frischen Früchten und auch pur als Extra. Gibt's im 125-Gramm-Becher fettarm von Danone. Die anderen Vanillejoghurts sind aus Vollmilchjoghurt, also fetter.

Vorräte

Unter Vorräten verstehen wir alle Zutaten und Lebensmittel, die lange haltbar sind und nicht frisch eingekauft werden müssen. Bei der »Kur für alle Fälle« finden Sie eine Liste von den Lebensmitteln, die Sie im Vorrat haben sollten. Was Sie dann noch frisch einkaufen müssen, sagt Ihnen die Einkaufsliste, die es zu jeder Kur-Woche gibt.

Zucker

Neueste wissenschaftliche Untersuchungen haben ergeben, daß mit Zucker gesüßte Speisen den Süßhunger eher stillen als mit Süßstoff gesüßte. Deshalb sind unsere Süßspeisen mit Zucker gesüßt. Zucker in geringfügigen Mengen wie in unseren Rezepten macht nicht dick. In kleinen Mengen macht er auch im Kaffee oder Tee nichts aus.

Leser fragen – Experten antworten

25 Wochen lang gab es die »Hot Line« – so eine Art rotes Telefon. Hier konnten die Leserinnen und Leser tagtäglich anrufen und ihre Sorgen, Probleme, Fragen loswerden. An der anderen Seite der Leitung saßen Experten, die fachmännische Antworten geben konnten. Hier eine Sammlung der wichtigsten Fragen und Antworten zu der BILD-Gesundheitsaktion, ihren Besonderheiten, zu der Neuartigkeit dieser Ernährungsweise. Zu speziellen persönlichen und medizinischen Problemen. Hier finden Sie auch die Antworten auf Fragen, die Sie sicherlich haben werden, wenn Sie dieses Buch in den Händen halten.

Wie unterscheidet sich »Für immer schlank« von anderen Diätkuren?
Dieses ist eine Kur. Das, was Sie meinen, sind Diäten. Diäten – die besseren – beruhen auf einer Mischkost und sind kalorienmäßig begrenzt. Andere Diäten beruhen auf viel Fett oder viel Eiweiß. Wieder andere auf Ananas oder Sherry. Wieder andere trennen strikt die Kohlenhydrate vom Fett. Ihrem Körper ist es aber egal, ob er die Nährstoffe getrennt oder gemixt bekommt. Wichtig ist nur, daß er nicht zuviel Fett bekommt. Das ist der Trick dieser Kur.

Mein Mann müßte abnehmen, er will aber nicht an die Aktion ran. Wie kann ich ihn überzeugen?
Reden Sie nicht viel, kochen Sie die Rezepte aus diesem Buch nach. Er wird sich wundern, wie gut es schmeckt. Vermeiden Sie Rezepte mit Zutaten, von denen Sie wissen, daß er sie wirklich nicht mag. Wenn er keinen Fisch mag, servieren Sie ihm die Geflügelgerichte.

Stimmt das wirklich, daß man bei »Für immer schlank« unbegrenzt essen kann?
Wissenschaftler haben herausgefunden, daß es nicht an der Menge des Essens liegt, wenn Sie Gewichtsprobleme bekommen, sondern an der Zusammensetzung des Essens. Kohlenhydrathaltige Lebensmittel, wie z. B. Gemüse, Obst und Brot, machen nicht dick. Was dick macht, sind die fetthaltigen Lebensmittel: fettes Fleisch, fette Wurst, fette Milch, fette Salate mit Mayonnaise, Torten, Süßigkeiten. Deshalb dürfen Sie bei »Für immer schlank« so viel essen, nur mit dem Fett und fetthaltigen Zutaten müssen Sie ganz knickerig sein.

Ich habe mit Ihrem »Fahrplan« in 16 Wochen 20 Kilo abgenommen. Ich habe Angst, noch weiter abzunehmen. Soll ich jetzt wieder wie früher essen?
Nein, ganz bestimmt nicht, denn damit haben Sie sich ja Ihr Übergewicht eingehandelt. Bleiben Sie bei der Ernährungsweise von »Für immer schlank«, essen Sie sich satt an Brot, Gemüse, Beilagen und Obst. Fangen Sie nicht an, mehr Fett und fetthaltige Lebensmittel zu essen. Dann wäre das ganze Unternehmen umsonst gewesen.

Wieviel Kilo schaffe ich mit der »Kur für alle Fälle«?
Jeder Körper reagiert anders auf eine Ernährungsumstellung. Das hängt davon ab, mit welchem Ausgangsgewicht Sie antreten, mit wie vielen Crashkuren Sie Ihren Körper schon strapaziert haben. Wichtig: Nehmen Sie langsam ab. Dann ist der Erfolg auch von Dauer.

Kann ich bei der »Kur für alle Fälle« nicht nur einzelne Gerichte, sondern ganze Tage austauschen?

Es ist sogar besser, wenn Sie ganze Tage austauschen, noch besser ist es, wenn Sie Blöcke austauschen: Zum ersten Block gehören Montag und Dienstag, zum zweiten Mittwoch und Donnerstag, zum dritten Freitag, Samstag und Sonntag. Diese Blöcke können Sie sogar unterhalb der Wochen austauschen, dann stimmt die Kettenkocherei noch.

Kann ich die »Kur für alle Fälle« machen und mich streckenweise nur nach dem Baukasten und den dazugehörigen Rezepten ernähren, also wechseln?

Ja, kein Problem. Die »Kur für alle Fälle« basiert auf dem BILD-Eßbaukasten. Hier machen wir Ihnen genau vor, wie abwechslungsreich Ihr täglicher Speiseplan aussehen kann. Mit dem BILD-Eßbaukasten lernen Sie, sich Ihre eigenen fettarmen Gerichte selbst zu komponieren. Die Rezepte dazu geben Ihnen Anregungen. Sinn: Irgendwann sind Sie so sicher im Umgang mit dieser Ernährung, daß »Übergewicht« ein Fremdwort für Sie wird.

Kann ich die »Kur für alle Fälle« immer wiederholen?

Im Prinzip ja, ist aber langweilig. Sie haben den BILD-Eßbaukasten, mit dem Sie sich nach einer Gewöhnungszeit Ihre Lieblingsgerichte bombensicher und fettarm selbst zusammenstellen können. Das fördert Ihre Phantasie und Kreativität. Rumprobieren und stolz sein auf die Ergebnisse!

Wir haben in der Familie zwei Dicke und zwei Dünne. Wie sollen wir das unter einen Hut kriegen?

Die Dicken halten sich an die Portionen. Faustregel: eine kleine Portion Fleisch, Fisch oder Geflügel, eine Portion Gemüse, eine Portion Kartoffeln, Nudeln oder Reis. Bei den Dünnen werden die Portionen vergrößert, oder sie bekommen eine Extra-Vorspeise oder -Nachspeise. Fangen Sie niemals an, für die Dicken anders zu kochen als für die Dünnen. Erstens kommen sie nie mehr aus der Küche raus, zweitens werden die Dünnen vielleicht auch mal dick.

Eigentlich bin ich auch ohne Extras pumpnudelsatt. Muß ich die Extras essen?

Nein. Wer satt ist, ist satt. Mehr sollen Sie nicht essen.

Muß man alles aufessen, auch wenn man schon satt ist?

Nein, Sie sollen nur so viel essen, bis Sie satt sind. Um das festzustellen, sollten Sie langsam essen und nach einer Mahlzeit eine kleine Pause einlegen. Das Signal »Ich bin satt!« stellt sich nicht sofort ein.

Kann ich wirklich so viel zwischendurch essen?
Ja. Zwischendurch dürfen Sie Obst und Gemüse, Brot und fettarme Milchprodukte essen. Aber keine fetthaltigen Lebensmittel. Und wenn Sie satt sind, hören Sie einfach auf zu essen.

Muß man das Lunchpaket zusätzlich essen?
Nein. Das Lunchpaket ist für diejenigen gedacht, die arbeiten und am Arbeitsplatz keine vernünftige Möglichkeit haben, eine warme Mahlzeit einzunehmen. Die nehmen sich ihr Lunchpaket mit. Also, morgens das Frühstück zu Haus, mittags das Lunchpaket am Arbeitsplatz und abends dann die warme Mahlzeit wieder zu Haus.

Was soll ich als Berufstätige machen? Ich habe keine Zeit zum Kochen.
Kleines Problem. Morgens und mittags (Lunchpaket) müssen Sie nicht kochen, da bleibt die Küche kalt. Eine warme Mahlzeit am Tag sollten Sie sich aber gönnen. Wenn es Probleme mit dem Einkauf gibt, halten Sie sich einen kleinen Vorrat an TK-Gemüse und tiefgekühlten kleinen Fleisch-, Fisch- und Geflügelportionen. Daraus läßt sich immer ganz schnell eine warme Mahlzeit in der Pfanne zimmern. Ganz wichtig: kettenkochen. Immer gleich eine Portion Kartoffeln mehr mitkochen, das ergibt am nächsten Abend die schnellen Bratkartoffeln mit Kressequark.

Warum darf man bei dieser Kur sogar Süßspeisen essen?
Unsere Süßspeisen bestehen aus Obst, fettarmen Milchprodukten und wenig Zucker. Die Devise unserer Kur: wenig Fett. Diese Bedingung erfüllen alle unsere Süßspeisen.

Warum muß man bei dieser Kur so viel trinken?
Das ist ein ziemlich komplizierter Vorgang, der im Körper abläuft, wenn er zu wenig Flüssigkeit erhält. Einfach erklärt: Mit der Flüssigkeit trennt er sich schneller von Abfallprodukten, die das schnelle Verarbeiten von Nahrung behindern könnten.

Kann man die Gerichte auch in der Mikrowelle zubereiten?
Viele. Besonders die Saucen, Cremesuppen und Gemüsegerichte. Sie gelingen fast besser als auf dem Herd, die Vitamine werden geschont, der Geschmack kommt besser raus.

Kann ich den leckeren Kohlrabi-Eintopf gleich für drei Tage vorkochen?
Oberstes Prinzip aller Rezepte: Sie müssen schnell auf dem Tisch stehen. Umsonst berichtete uns nicht ein Ehepaar: »Das Essen kommt wie angeflogen!« Also, alles ist einfach zuzubereiten. Deshalb sollten Sie nicht drei Tage hintereinander das gleiche essen. Wenn Ihnen der Eintopf so gut schmeckt, kochen Sie eine zweite Portion, frieren Sie sie ein, und essen Sie sie in der nächsten Woche.

Ich muß immer für mindestens sechs Personen kochen. Warum gibt es keine Bratenrezepte?
Wir haben in der Bundesrepublik fast 10 Millionen Ein- bis Zwei-Personen-Haushalte. Haushalte mit sechs und mehr Personen befinden sich in der Minderheit. Deshalb gibt's bei uns Ein-Personen Rezepte. Damit kann sich eine Person ohne Streß ernähren, aber auch eine Familie mit sechs Personen. Die Zutaten müssen nur mit sechs multipliziert werden. Und Braten gibt es deshalb nicht, weil man ziemlich fettes Fleisch nehmen muß, wenn er noch saftig aus dem Ofen kommen soll.

Wie übersteht man den Urlaub, ohne wieder zuzunehmen?
Wenn Sie einigermaßen sicher im Umgang mit dem BILD-Eßbaukasten sind, brauchen Sie keine Angst zu haben, daß Sie im Urlaub zunehmen werden. Sie greifen automatisch zu Gerichten, die nicht dick machen.

Was mache ich bei Einladungen?
Das schlimmste bei Einladungen sind die Gastgeber, die ihren Gästen Essen und alkoholische Getränke aufzwingen wollen. Fühlen Sie sich nicht verpflichtet, lehnen Sie freundlich ab. Essen Sie nur das, worauf Sie Lust haben. Wenn die Gastgeber einen fetten Braten anbieten, halten Sie sich an das Gemüse und die Beilagen. Am kalten Buffet an Salate, Gemüse und mageren Aufschnitt. Bei Kaffee-Einladungen an Obstkuchen – dünner Biskuitboden, viel Obst obendrauf. Bei Bier an das alkoholreduzierte, bei Wein an die Schorle.

Uns schmecken Ihre Gerichte so toll. Dürfen wir uns damit unbegrenzt ernähren, ich meine zeitlich – über Wochen, Monate, Jahre, immer?
Wenn Sie es schaffen, sich von Ihren alten Eßgewohnheiten zu trennen, ist das ein großer Gewinn. Mit »Gesund und für immer schlank« sind Sie einfach gut beraten, bis an Ihr Lebensende. Wenn Sie sich weiterhin danach richten – eine zeitliche Begrenzung gibt es nicht –, werden Sie nicht nur fitter sein, sondern auch länger und gesund leben.

Wie bleibe ich hinterher schlank?

Bleiben Sie bei dieser Art von Ernährung, fallen Sie nicht in Ihre alten Eßgewohnheiten zurück. Sie haben alles, was Sie brauchen, nämlich dieses Buch. Und für Krisenfälle die Eßübungen, mit denen Sie Ihr Eßverhalten trainieren können.

Soll ich Zucker durch Süßstoff ersetzen?

Nein, es besteht der Verdacht, daß Süßstoffe den Appetit anregen. Bei unseren Rezepten wird nur wenig Zucker eingesetzt, der macht keine Probleme.

Soll ich nicht doch besser mit Honig süßen, statt mit Zucker?

Sie können statt Zucker Honig nehmen. Sie gewinnen nur dadurch nichts. Honig ist nicht geschmacksneutral. In Salatsaucen wirkt er eher störend. Eine Prise Zucker hingegen mildert die Säure, schmeckt aber nicht durch. Bei Süßspeisen ist es etwas anderes. Gebratene Banane mit Honig schmeckt besser als Banane mit Zucker.

Darf ich Light-Getränke trinken?

Sie dürfen. Mixen Sie sich Ihre eigenen Light-Getränke: 1/3 Fruchtsaft (kein Nektar oder Saftgetränk) mit 2/3 Mineralwasser und einigen Eiswürfeln.

Muß ich Gemüse, wie z.B. grüne Gurken, schälen?

Unter der Schale befinden sich die meisten Vitamine. Deshalb besser nicht schälen. Waschen Sie Ihr Gemüse unter warmem Wasser, und reiben Sie es anschließend mit Küchenkrepp ab. Wenn Gemüse gespritzt wird (bei uns verboten), bleiben die Schadstoffe nicht auf der Oberfläche sitzen, sie dringen tief ein.

Kann ich Milchprodukte gegen andere Lebensmittel austauschen?

Viele mögen keine Milchprodukte und möchten gern tauschen. Aber in den Milchprodukten steckt wertvolles Kalzium, wichtig für Ihre Knochen. Eine »weiße« Mahlzeit am Tag sollte schon sein. Es gibt so viele neue Milchprodukte, bei denen Sie gar nicht merken, daß es eins ist. Sie finden sie in unseren Frühstücksrezepten, in den süßen Extras und bei den genauen Hinweisen unter dem Kapitel »Tips & Tricks«.

Ist Salz und Zucker erlaubt?

Ja. Sie können Salz und den wenigen Zucker, den wir in den Rezepten empfehlen, ruhig verwenden. Manche vertragen allerdings kein Salz, es treibt ihren Blutdruck in die Höhe. Wenn Sie zu denen gehören, würzen Sie mehr mit frischen und getrockneten Kräutern.

Ich mag keinen Fisch und kein Obst. Was kann ich statt dessen essen?
Fisch können Sie immer gegen mageres Fleisch oder Geflügel austauschen. Dann sollten Sie allerdings auch jodiertes Salz verwenden (Schilddrüse!). Obst können Sie gegen Rohkost tauschen.

Warum gibt es so wenig Rezepte mit Kohl?
Problem: Kohlköpfe sind so groß! Sie reichen für eine ganze Kompanie. Von einem Kohlkopf können Sie als Einzelperson sechs Tage leben. Wir haben uns an das Gemüse gehalten, das man in kleinen Portionen einkaufen kann, um viel Abwechslung in unsere Rezepte zu bekommen.

Hilft diese Ernährung auch bei Gicht?
Wer zu hohe Harnsäurewerte hat, läuft Gefahr, Gelenkprobleme (Gicht) zu kriegen. Das ist eine ernährungsbedingte Krankheit. Wenn man zuviel tierisches Fett ißt, stellt sich das ein. Signal: kleine Knötchen an den Ohrläppchen, Schmerzen in den Gelenken, zuerst in den feinen, wie z. B. Fingern. Radikale Konsequenz: Ernährung umstellen. Keine Krabben oder andere Krustentiere, keine Innereien wie Leber oder Nieren, keine fetten Fleischprodukte wie Speck, fette Wurst. Daher tauchen in den Rezepten diese Produkte nur in kleinen Dosen oder gar nicht auf. Deshalb gut geeignet bei Gicht.

Muß ich Vollkornbrot essen?
Nein, Sie müssen nichts essen, was Sie nicht mögen. Vollkornbrot ist gesünder als Weißbrot, weil es mehr Mineral- und Ballaststoffe enthält. Wenn Sie sich am Frühstückstisch nicht von Ihrem täglichen Sesambrötchen trennen können, essen Sie es. Die Franzosen essen viel Baguette (Weißbrot), dazu aber auch viel Gemüse, und ernähren sich damit nicht falsch.

Kann ich statt Kartoffeln, Reis oder Nudeln auch Getreide nehmen?
Getreide können Sie so einsetzen wie Hülsenfrüchte oder Beilagen. Hier gilt das gleiche wie für Hülsenfrüchte: Weil die Kochzeiten so lang sind, immer gleich mehrere Portionen (75 Gramm) kochen und portionsweise einfrieren.

Ich habe eine Unterfunktion der Schilddrüse. Was muß ich machen, um dennoch abzunehmen?
Zwei Millionen Bundesbürger haben dieses Problem: Unterfunktion der Schilddrüse. Das bedeutet, daß der Stoffwechsel unheimlich lahm arbeitet. Es fehlt ein wichtiges Stoffwechselhormon. Dieses Hormon kann man aber in Form von Medikamenten täglich zuführen. Wichtig: Ihr Inter-

nist und Sie müssen herausfinden, welche Dosis die richtige ist. Dann klappt es auch mit dem Abnehmen.

Ist diese Kur auch gut für Kinder?

Das ist keine Crushdiät, keine Hungerkur, keine Wunderdiät. Es ist ein ausgewogenes Ernährungsprogramm, das Sie ruhig mit Ihren Kindern, mit der ganzen Familie machen können. Mit Hilfe des BILD-Eßbaukastens können Sie auch die Lieblingsgerichte Ihrer Kinder fabrizieren: Spaghetti mit einer Fleisch-Tomaten-Sauce, Backofen-Pommes mit Gemüse und Hähnchenkeule. Machen Sie Ihre Kinder mit Obst und Gemüse, mit Spaghetti und Kartoffeln so satt, daß ihnen die Lust auf Süßigkeiten vergeht.

Können Herzkranke die Kur mitmachen?

Da es sich um eine gesunde Ernährung handelt, wird der Körper eher entlastet als belastet, so wie das bei einer konventionellen, fettreichen Ernährung passieren kann. Wenn Sie mitmachen möchten, sollten Sie trotzdem Ihren Arzt vorher fragen. Nur er kann entscheiden, ob ein Krankheitsbild vorliegt, bei dem eine Ernährungsumstellung zum derzeitigen Zeitpunkt angebracht ist.

Ich muß auf mein Cholesterin aufpassen. Muß ich die Eier in den Rezepten essen?

Nein. Tauschen Sie sie bei den warmen Gerichten gegen mageres Geflügelfleisch oder Fisch (statt Eier Fisch mit Senfsauce). Beim Frühstück gegen eine Scheibe Käse oder mageren Aufschnitt. Leber, besonders Putenleber, enthält viel Cholesterin. Besser auch weglassen.

Kann ich im hohen Alter noch abnehmen?

Es spricht nichts dagegen. Sie entlasten Ihren Kreislauf, das Herz und auch andere Organe, wenn Sie sich gesünder ernähren. Viele ältere Leser haben berichtet, daß Sie gut abgenommen haben, sich viel drahtiger fühlen und ihre Blutwerte sich verbessert haben.

Schlägt die Kur auch bei Frauen in den Wechseljahren an?

Wechseljahre heißt, daß es im Körper eine Hormonumstellung gibt. Alle Körperfunktionen verlangsamen sich. Der Körper kann leichter Gemüse verarbeiten als fettes Fleisch, Torten und Süßigkeiten. Die Fettkalorien läßt er nicht so schnell wie früher los und deponiert sie auf den Hüften. Helfen Sie mit einer vernünftigen Ernährung dem Körper dabei, diese Umsetzungsprozesse zu vereinfachen.

Mein Cholesterinspiegel ist zu hoch. Kann ich trotzdem mitmachen?
Wenn Sie sich an die drei Hauptmahlzeiten und zwei Extras pro Tag halten, sind weniger als 300 Milligramm Cholesterin im gesamten Essen. Das liegt unter dem, was die Deutsche Gesellschaft für Ernährung bei hohem Cholesterinspiegel empfiehlt. Wenn Sie sich noch die drei Eier in der Woche und die Leber verkneifen, sind es weniger als 200 Milligramm pro Tag. Das kann Ihre Blutwerte so weit senken, daß Sie keine Medikamente gegen zu hohe Cholesterinwerte mehr brauchen.

Können auch Diabetiker mitmachen?
Vorausgesetzt, Sie halten sich so ziemlich genau an die »Kur für alle Fälle«, essen zwei Zwischenmahlzeiten, z. B. 1 Magermilchjoghurt und 1 Stück Obst, dann kommen Sie auf 12 BE (Broteinheiten) pro Tag. Den wenigen Zucker und den Honig sollten Sie gegen Produkte mit Zuckeraustauschstoffen auswechseln.

Ich stille mein Baby. Kann ich diese Aktion dennoch mitmachen?
Während des Stillens sollten Sie nicht aktiv abnehmen. In Ihrem Fettgewebe können Schadstoffe sein, die dann in die Milch kommen. Wenn Sie mit dem Stillen aufhören, können Sie mit der »Kur für alle Fälle« beginnen.

Mein Arzt wundert sich, daß meine Blutwerte sich in kurzer Zeit so verbessert haben. Kann das daran liegen, daß ich mich seit 10 Wochen mit dem BILD-Eßbaukasten ernähre?
Das ist ziemlich wahrscheinlich des Rätsels Lösung. Im Vergleich zu Ihrer vorherigen Ernährung lassen Sie mit den Gerichten, die wir empfehlen, alles weg, was Ihre Werte belastet hat. Dazu gehören all die Stoffe, die zu hohen Blutfettwerten, hohen Harnsäurewerten (Gicht) und hohen Zukkerwerten führten.

Mein Mann will, daß ich schneller abnehme. Wie stelle ich das an?
Abnehmen geht nicht auf Bestellung, schließlich hat Ihr Mann keinen Automaten geheiratet. Machen Sie ihm klar, daß Sie lange dazu gebraucht haben, die Pfunde draufzukriegen, und daß es jetzt auch eine Weile braucht, sie wieder loszuwerden.

Wieso nimmt mein Mann in einer Woche fast vier Kilo und ich nur knapp zwei ab?
Vielleicht bringt Ihr Mann die besseren Voraussetzungen fürs Abnehmen mit: hohes Ausgangsgewicht und noch nie eine Diät gemacht. Dann purzeln die ersten Kilo ziemlich schnell. Das pendelt sich ein. Seien Sie froh, daß Sie nicht so schnell abnehmen. Lieber langsam, dafür aber sicher.

Ich habe mit Ihren Rezepten zehn Kilo abgenommen. Nun habe ich einen Gewichtsstillstand. Was tun?
Nicht ungewöhnlich, diese Erfahrung macht fast jeder Teilnehmer. Der Grund: Der Organismus hat sich auf die neue Ernährung eingestellt. Er kommt mit weniger Essen aus. Sie müssen jetzt Geduld haben. Weitermachen, den erreichten Erfolg sichern. Nach einigen Wochen geht es mit dem Abnehmen weiter. Auf keinen Fall weniger essen als bisher. Treiben Sie Sport: Gymnastik, statt Fahrstuhl die Treppe benutzen, Fahrrad fahren, schwimmen, laufen, das kurbelt den Stoffwechsel an.

Ich halte Ihre Vorschläge brav ein. Aber wie komme ich an der duftenden Bäckerei vorbei?
Statten Sie Ihrer Bäckerei morgens ruhig einen Besuch ab. Es muß ja nicht das süße Teilchen (Plunderstück) sein, ein knuspriges Mehrkornbrötchen tut's auch.

Immer wenn ich Streß habe, fange ich an, maßlos zu essen. Wie kann ich dagegen angehen?
Aufregung, Ärger, Kummer, Langeweile führen bei 10 Prozent aller Menschen zu Eßanfällen. Den anderen schlägt der Ärger so auf den Magen, daß sie das Essen völlig vernachlässigen. Wenn Sie zu den 10 Prozent gehören, versuchen Sie gegen den Streß anzugehen durch Entspannungsübungen, autogenes Training, Meditation. Machen Sie sich klar: Ihr Problem kann durch Essen nicht gelöst werden.

Ich habe immer so einen Heißhunger auf Süßigkeiten. Wenn man bei »Für immer schlank« alles essen darf, darf ich auch Schokolade essen?
Bei dieser Aktion dürfen Sie Brot, Obst, Gemüse, Kartoffeln, Nudeln und Reis essen, aber möglichst wenig Fett. Schokolade besteht zur Hälfte aus Fett. In einer Tafel ist die ganze Ration, die Sie mit einem Frühstück, Mittagessen, Abendessen und zwei Extra-Mahlzeiten pro Tag zu sich nehmen. Deshalb werden Sie mit Schokolade nicht den gewünschten Erfolg erzielen.
Unser Tip: Wenn Sie Hunger auf Süßes haben, suchen Sie sich solche Süßigkeiten aus, die kein oder nur wenig Fett enthalten. Obst in allen Variationen, Gummibärchen, Lakritze, Kaugummi, getrocknete Früchte, möglichst ungeschwefelt, Götterspeise, Zitronencreme, Sorbets, die mageren Joghurts mit Zucker und Früchten und süße Quarkspeisen. Naschen Sie davon ohne schlechtes Gewissen.

Drei wichtige Faustregeln

Neun Fragen, die Sie ehrlich beantworten sollten, wenn Sie mit »Gesund und für immer schlank« nicht den richtigen Erfolg erzielen. Machen Sie bei »Ja« Ihr Kreuzchen, wenn die Frage gerade auf Sie zutrifft.

1. Ich esse oft mit schlechtem Gewissen.	JA ○	NEIN ○
2. Ich versuche meistens, den Teller leer zu essen.	JA ○	NEIN ○
3. Wenn andere mir etwas anbieten, kann ich schwer »Nein« sagen.	JA ○	NEIN ○
4. Oft versuche ich, ohne Essen durchzuhalten, um Kalorien zu sparen.	JA ○	NEIN ○
5. Beim Essen bin ich nicht sehr wählerisch.	JA ○	NEIN ○
6. Essensreste kann ich nicht wegwerfen.	JA ○	NEIN ○
7. Ich habe ständig Appetit.	JA ○	NEIN ○
8. Ich bin in Notzeiten aufgewachsen.	JA ○	NEIN ○
9. Manchmal zwinge ich mich zu essen, auch ohne Hunger zu haben.	JA ○	NEIN ○

Wenn Sie fünfmal oder häufiger JA angekreuzt haben, sollten Sie sich die folgenden drei Faustregeln ganz fest einprägen und in den entscheidenden Situationen automatisch ins Gedächtnis rufen.

Hat Ihnen Ihre Mutter eingebleut, den Teller immer leer zu essen? Kennen Sie noch die Zeiten, in denen der Hunger so groß war, daß nichts, auch wirklich nichts weggeworfen werden durfte?

FAUSTREGEL 1

Ich esse nichts mehr, was ich eigentlich nicht mag!

Nichts, worauf ich nicht richtig Lust habe. Nichts von dem, was vielleicht übrig bleibt, weil ich Hemmungen habe, es wegzuwerfen. Auch nicht die Reste, die die Kinder auf ihren Tellern zurücklassen.
Ich esse nur noch das aus dem BILD-Eßbaukasten, worauf ich richtig Lust und Appetit habe.

Fröhliche Esseneinladungen bei Freunden, Restaurantbesuche, verführerische Sonderangebote, volle Regale mit Süßigkeiten, der Duft aus der Bäckerei am frühen Morgen. Gehören Sie auch zu denen, die daran nicht vorbeikommen?

FAUSTREGEL 2

Ich esse nichts mehr, wenn ich keinen Appetit habe!

Kommen Sie zu der Einstellung: Keiner zwingt mich mehr, auch die nettesten Kollegen nicht, etwas zu essen, wenn ich eigentlich keinen Appetit habe.
Auch die Bitte: »Ach, sei kein Frosch, nur ein Stückchen Kuchen« zieht nicht mehr. Es kommt nichts in meinen Körper, was ich da nicht reinhaben will.

Weil viele Angst haben, in kalorienreiche Fettnäpfchen zu treten, essen auch Sie lieber gar nichts oder ganz wenig – auch wenn Sie Hunger haben. Der Hunger steigert sich aber nach einer Weile in Bärenhunger. Dann fangen Sie an, auf Teufel komm raus zu essen.

FAUSTREGEL 3

Ich esse etwas, wenn ich Appetit habe. Ich warte nicht bis zum Bärenhunger!

Ich esse mein Frühstück, mein Mittagessen und mein Abendbrot. Ich esse zwischendurch meine Extras. Ich kümmere mich rechtzeitig darum, daß meine Mahlzeiten vorbereitet sind. Wenn mir das nicht reicht, habe ich im Kühlschrank mein Lieblings-Extra, von dem ich jederzeit essen kann, wenn ich Appetit habe.

Programm

Wenn man etwas für seine Gesundheit und Figur tun will, ist Bewegung genauso wichtig wie gesundes Essen. Hier gibt's ein kleines Fitneß-Programm für die, die schon etwas eingerostet sind. Nichts übertreiben, alles nur so doll machen, daß Sie nicht aus der Puste kommen. Fangen Sie langsam an, mit einer Minute am ersten Tag. Steigern Sie das Programm in der ersten Woche jeden Tag um eine Minute. Nach vier Wochen sind Sie so gut trainiert, daß Sie jeden Tag 30 Minuten Bewegung spielend durchhalten. Das sollten Sie auch beibehalten – so wie Ihre fünf Mahlzeiten am Tag.

1. Woche	2. Woche	3. Woche	4. Woche	
Gymnastik	1–7 Minuten	7–10 Minuten	10–15 Minuten	15 Minuten
Übung 1 für den Rücken	Aufrecht stehen, den Kopf noch links und rechts drehen.			
Übung 2 für Rücken und Brust	Aufrecht stehen, Arme ausstrecken und vorwärts und rückwärts kreisen.			
Übung 3 für Rücken und Brust	Aufrecht stehen, Arme ausstrecken, nach vorn und hinten schwingen.			
Übung 4 für Beine und Po	Auf den Rücken legen und mit den Beinen Fahrrad fahren.			
Übung 5 für Bauch und Beine	Hinsetzen, Beine spreizen, mit ausgestreckten Armen zu den Zehen.			
Übung 6 für den Bauch	Hinlegen, Hände auf den Boden, gestreckte Beine geschlossen heben.			
Übung 7 für die Beine	Hinstellen, Arme seitlich ausstrecken und die Knie noch vorn bewegen.			
Übungsdauer	Mit 1 Minute starten, jeden Tag 1 Minute mehr	7 Minuten, jeden Tag ½ Minute mehr	10 Minuten, jeden Tag ½ Minute mehr	15 Minuten jeden Tag
Bequemlichkeiten auslassen	Laufen statt Auto, Fahrstuhl oder Rolltreppe fahren. Einkäufe mit dem Fahrrad erledigen. 1 Bushaltestelle oder U-Bahnstation eher aussteigen. Im Umkreis von 1 Kilometer zu Fuß gehen. Bei der Hausarbeit und beim Fernsehen Gymnastikübungen einlegen (siehe oben). Ausflüge zu Fuß oder mit dem Fahrrad statt Auto.			
Sport		5 Minuten Laufen, radfahren, schwimmen	10 Minuten Laufen, radfahren, schwimmen	15 Minuten Laufen, radfahren, schwimmen
Zeit	1–7 Minuten	12–15 Minuten	20–25 Minuten	30 Minuten

Startgewicht in kg

Beispiel	1.	2.	3.	
80				
79				
78				
77				
76				
75				
74				
73				
72				
71				
70				
69				
68				
67				
66				
65				
64				
63				
62				
61				
60				

Kurdauer in Wochen

Tragen Sie in das oberste Feld Ihr Startgewicht in kg ein.
In jedem Feld nach unten immer 1 kg weniger eintragen. Wenn Sie unten angekommen sind, müßten es 20 kg weniger sein.
Wenn mehrere Familienmitglieder mitmachen, bekommt jeder eine Nummer. Für jeden wieder die 20kg nach unten eintragen. Die Gewichtskurven dann mit unterschiedlichen Farbstiften führen.
Wiegen Sie sich jede Woche. Machen Sie in der Höhe Ihres neuen Gewichtes und in der entsprechenden Kurwoche ein Kreuzchen. Verbinden Sie das Kreuzchen von der vergangenen Woche mit dem neuen.

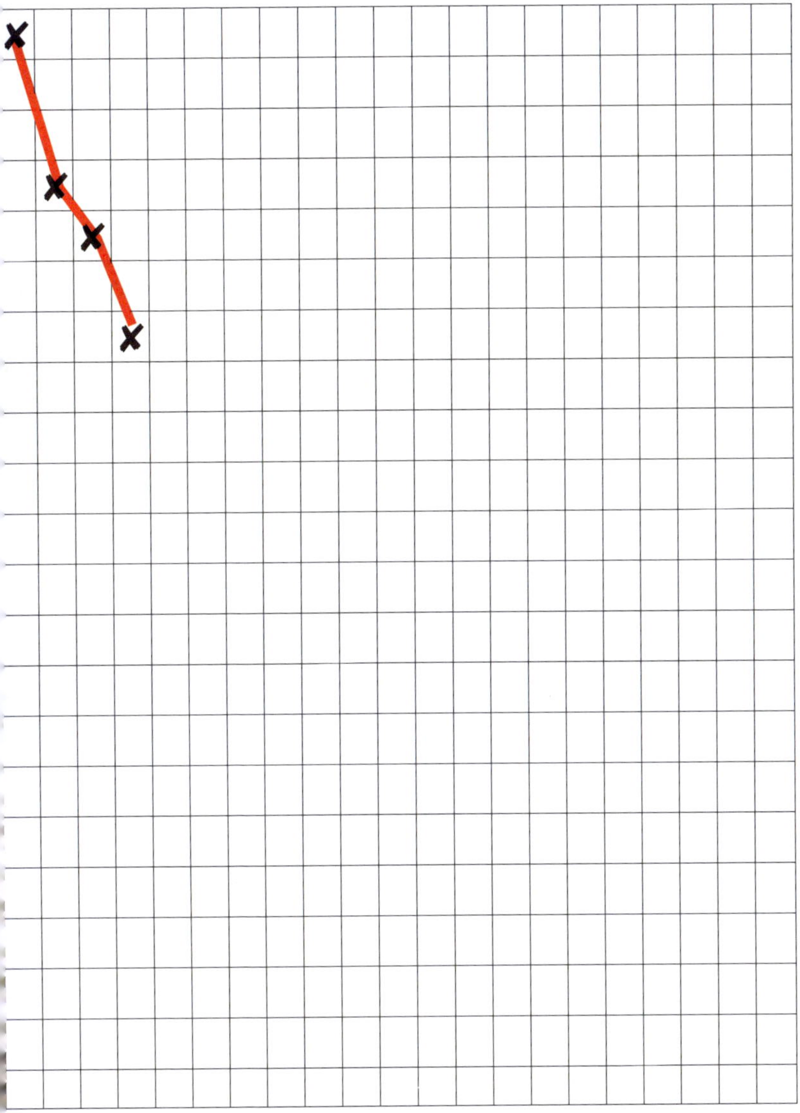

Lexikon von A bis Z

Stimmt's? Wenn Ihr Arzt Ihnen mit gestrenger Miene mitteilt, daß Ihre Harnsäurewerte zu hoch sind, verstehen Sie sicherlich zunächst nur ein bißchen Bahnhof. Sie wissen damit nicht, daß Sie auf Leber und Innereien, fettes Fleisch, fette Wurstsorten und Krabben verzichten müssen, sonst tun Ihnen die Gelenke weh. Hier erklären wir Ihnen in kurzer Form, worauf Sie achten müssen, wenn Sie eine ernährungsbedingte Krankheit haben. Die wesentlichen wissenschaftlichen Begriffe, damit Sie nicht auf Krankenschein für dumm verkauft werden können.

Alkohol

Alkoholische Getränke zählen zu den Genußmitteln. In geringen Mengen wirkt Alkohol anregend und verdauungsfördernd. Regelmäßiger Alkoholkonsum führt zur Sucht und zu Schäden an Leber, Nieren, Magen, Darm, Nerven und Gehirn.

Ballaststoffe

Das sind die Faserstoffe, die in Obst und Gemüse, besonders in Hülsenfrüchten und Getreide, enthalten sind. Sie fördern unsere Verdauung, sie sind die Kanalarbeiter in unserem Rohrleitungssystem.

Blutwerte

Wenn Sie zum Arzt gehen, macht er meistens eine Blutuntersuchung. Dann stellt er fest, daß irgendwelche Werte in Ordnung oder zu hoch oder zu niedrig sind. Daraus kann er Störungen ablesen. Wichtig sind die Leberwerte, die Harnsäurewerte (Gicht), die Blutfettwerte (Cholesterin) und die Zuckerwerte (Diabetes). Die verändern sich, wenn Sie sich falsch ernähren, zu dick sind oder zuviel Alkohol trinken.

Cholesterin

Cholesterin ist ein Baustein des Lebens. Der gesunde Organismus stellt sich sein Cholesterin selbst her und stimmt seine Produktion auf das Cholesterin im Essen ab. Bei fortgesetztem hohem Fettkonsum oder erblicher Anlage kommt die Regulation aus dem Tritt. Die Folge: Überschuß-Cholesterin kreist im Blut und wird nicht sinnvoll genutzt. Der Cholesterinspiegel steigt. Zum Transport durch das Blut muß es an Eiweißbausteine angekoppelt werden. Da gibt es zwei verschiedene Sorten. Das HDL und das LDL. Das HDL bringt das Cholesterin zur Leber. Das ist gut. Aber das LDL setzt es in den Arterien ab. Das ist schlecht. Tip: Überhaupt wenig Fett essen. Das ist der weitaus beste Ratschlag. Dann darf es gelegentlich auch ein Frühstücksei sein. Normalgewicht anstreben. Regelmäßig Ausdauersport treiben. Zusätzliche Herzrisiken ausschalten, wie Rauchen, hohen Blutdruck. Den Arzt fragen, ob das HDL hoch und das LDL niedrig (unter 150) ist. Man kann nur im Einzelfall entscheiden, ob der Cholesterinspiegel wirklich riskant ist. Eine eindeutige Grenze – wie z. B. 200 – ist für den Einzelfall untauglich und löst Angst aus. Die Hälfte aller Deutschen hat einen Cholesterinwert von mehr als 200.

Diabetes (Zuckerkrankheit)

Eine typische Stoffwechselkrankheit. Wenn die Bauchspeicheldrüse zu wenig Insulin produziert, wird der Zucker im Blut nicht schnell genug abgebaut. Es kommt zu einer Überzuckerung. Die Rezepte in diesem Buch eignen sich für Diabetiker. Der wenige Zucker, der zum Süßen benötigt wird, muß durch Fruchtzucker oder Süßstoff ersetzt werden.

Eiweiß

Eiweiß – auch Protein genannt – ist das Baumaterial für den Körper. Es ist in Fisch, Fleisch und Geflügel, in Milchprodukten und in Hülsenfrüchten, besonders in Soja, enthalten. Es gibt also tierisches und pflanzliches Eiweiß. Das tierische ist wertvoller und dem menschlichen Eiweiß ähnlicher. Vorsicht! Tierisches Eiweiß tritt häufig in der Kombination mit viel Fett auf, bestes Beispiel: Wurst. Den Wert von pflanzlichem Eiweiß kann man erhöhen, indem man es mit mageren Milchprodukten und Eiern kombiniert.

Enzyme

Eiweißverbindungen, die die Stoffwechselprozesse beschleunigen.

Fett

Fett hat fast doppelt so viele Kalorien wie Kohlenhydrate oder Eiweiß. Der Körper speichert es gern auf den Hüften für Notzeiten. Fett finden Sie in Pflanzen (Keimen und Nüssen), in tierischen Produkten (Speck, Fleisch) und oft nicht sichtbar in Wurst, Käse, Torten und Schokolade. 40 Prozent aller Kalorien, die die Bundesbürger verzehren, stammen aus Fett – großes Ernährungsrisiko. Fett lagert sich an den Gefäßwänden ab (Verkalkung, Cholesterin). 70 Gramm sollten am Tag reichen, die Bundesbürger essen aber 140 Gramm.

Fettsäuren

Fett enthält unter anderem Fettsäuren. Hier unterscheidet man zwischen gesättigten und ungesättigten Fettsäuren. In tierischen Fetten stecken meist mehr gesättigte Fettsäuren, in den pflanzlichen meist ungesättigte. Zu den tierischen Fetten gehören Butter und Schmalz. Aber auch in Fleisch, Wurst, Eiern und in Milchprodukten sind tierische Fette in versteckter Form enthalten. Margarine und Öl bestehen vorwiegend aus pflanzlichen Fettsäuren – eine davon ist die Linolsäure. Sie spielt eine wichtige Rolle, wenn Ihr Zellstoffwechsel gut funktionieren soll.

Gicht

Gicht entsteht durch Purine, die besonders in Innereien, auch in normalem Fleisch und in Krustentieren (Shrimps, Garnelen, Krabben) enthalten sind. Sie treiben den Harnsäurespiegel in die Höhe. Es bilden sich Kristalle in den Gelenken, die zu Gicht, aber auch Entzündungen und Nierensteinen führen können. Wer erhöhte Harnsäurewerte hat, muß Leber, Nieren und Krabben meiden. Möglichst wenig Fleisch und Aufschnitt essen, dafür mehr Fisch und Geflügel.

Hormone

Viele Frauen klagen über Gewichtszunahmen während der Wechseljahre. In dieser Zeit läßt die Hormonproduktion nach. Oft werden die fehlenden Hormone durch Medikamente zugeführt. Studien haben gezeigt, daß es zu keinen großen Unterschieden in der Gewichtsentwicklung kommt, egal ob mit Medikamenten oder ohne. Frauen nehmen ab dem 30. Lebensjahr langsam zu, mehr als Männer.

Kalorien

Kalorien sind das, was beim Auto PS sind. Ein Muß dafür, wieviel chemische Energie Sie aus Lebensmitteln als Kraftstoff für Ihren Körper gewinnen können. Ein Gramm Kohlenhydrate, Eiweiß oder Fett haben nicht gleiche Kalorienmengen. Kohlenhydrate und Eiweiß haben je 4 Kalorien pro Gramm, Fett 9 Gramm und Alkohol 7 Gramm. Der Verbrauch an Energie kann völlig unterschiedlich sein: Ein Mensch braucht pro Tag 1000 Kalorien, der andere 5000 Kalorien. Das hängt davon ab, ob er sich viel bewegt, viel körperlich arbeitet und Sport treibt. Wer äußerst sparsam mit Kalorien umgeht, zwingt seinen Körper, diese Energie restlos auszunutzen.

Kohlenhydrate

Wichtigste Kraftquelle für den Körper. Sie entstehen in Pflanzen und setzen sich aus Kohlenstoff (daher der Name), Wasserstoff und Sauerstoff zusammen. Zucker – in allen Formen, auch in Obst – und Stärke wie in Kartoffeln, Gemüse und Brot sind Kohlenhydrate. Alle kohlenhydratreichen Lebensmittel, die nicht oder nur wenig süß schmecken, enthalten viele gesunde Nähr-, Ballast-, Mineralstoffe und Vitamine.

Mahlzeiten

Drei Hauptmahlzeiten – Frühstück, Mittagessen und Abendessen – und mindestens zwei kleine Zwischenmahlzeiten (Extras) sollten es pro Tag sein. Ob warm oder kalt, bleibt Ihnen überlassen. Die Auswahl bei den warmen Gerichten ist größer.

Mineralstoffe

Eisen: In Leber, Fleisch, Vollkornprodukten und Gemüse. Wichtig für die Blutbildung. Lustlosigkeit und Müdigkeit können auf einem Mangel an Eisen beruhen.

Jod: In Seefisch, Innereien, Milch, Eiern und jodiertem Speisesalz. Wich-

tig für die Produktion der Schilddrüsenhormone.
Kalium: In Obst, Gemüse, Kartoffeln, Fleisch, Milch und Käse. Wichtig für Herz und Muskeln.
Kalzium: In Milchprodukten, Obst, Gemüse, Brot. Wichtig für Knochen und Zähne.
Magnesium: In Milch, Käse, Fisch und grünem Gemüse. Zusammen mit Kalzium wichtig für Knochen und Zähne, auch für die Muskulatur.
Natrium (Chlorid): Natrium und Chlorid bilden zusammen Kochsalz. Kommt in fast allen Lebensmitteln vor, besonders in Wurst und Käse. Wichtig für die Gewebespannung, bindet das Wasser im Körper. Zuviel Salz kann den Blutdruck hochtreiben.
Phosphor: In Milchprodukten, Fleisch, Fisch, Getreide, Gemüse, Kartoffeln. Wichtig für Knochen.

Osteoporose

Jede zweite bis dritte Frau über 40 Jahren leidet unter Osteoporose (Knochenbrüchigkeit). Aber es trifft auch Männer. Die Knochenbrüchigkeit geht auch auf die Wirbelsäule. Die Wirbelkörper brechen in sich zusammen: Der Rücken wird krumm. Der Stoff, aus dem die Knochen sind, heißt Kalzium. Mindestens 1 Gramm pro Tag muß im Essen sein, damit die Knochen fest werden und stabil bleiben. Faustregel: Eine »weiße« Mahlzeit pro Tag – Joghurt, Quark, Dickmilch –, möglichst alles in Magerstufen. Damit beugen Sie der Entkalkung vor.

Radikale

Wie beim Auto entsteht auch im Körper Rost. Durch den Sauerstoff, den wir zum Atmen brauchen. Dieser Rost ist im Körper aggressiv und bösartig, beschädigt die Zellen, Ursache für Krebs. Deshalb werden diese Stoffe auch »Radikale« genannt. Bestes Rostschutzmittel: Vitamin A, C und E. Also Gemüse und Keimöl essen, der bunte Salat beugt vor.

Salmonellen

Bakterien – auch Keime genannt –, die immer häufiger vorkommen. Sie verursachen beim Menschen schwere Magen-Darm-Erkrankungen, Übelkeit, Erbrechen, Magenkrämpfe und Durchfall. Besonders empfindlich reagieren Personen mit geringer Widerstandskraft, wie z. B. Säuglinge, Kleinkinder und ältere Menschen. Lebensmittel, die als mögliche Träger von Salmonellen gelten (rohes Fleisch, besonders Hackfleisch, Geflügel usw.), immer getrennt im Kühlschrank aufbewahren. Auftauwasser von gefrorenem Geflügel nicht mit anderen Lebensmitteln in Berührung kommen lassen. Bei Küchenarbeiten und im Kühlschrank auf absolute Sauberkeit achten. Geflügel, Fleisch, Fisch und Eierspeisen auf mindestens 70 Grad erhitzen. Vorsicht vor rohen oder halbgegarten Eiern, wie z. B. in Süßspeisen.

Serotonin

Der Stoff, aus dem die gute Laune gemacht wird. Nach dem Verzehr von Kohlenhydraten, wie z. B. Brot, Kartoffeln, Gemüse, Obst, kommt ein Stoff namens »Tryptophan« im Gehirn an. Aus Tryptophan entsteht das Serotonin. Und das sorgt dafür, daß die richtigen Impulse aus den Nervenleitungen an die Nervenzellen übermittelt werden. Zuwenig Tryptophan, damit zuwenig Serotonin, heißt: Mißstimmung, Menstruationsbeschwerden, Depressionen, Schlafstörungen. Deshalb bekommen Sie bei »Gesund und für immer schlank« so viel Brot, Obst und Gemüse, damit mehr Tryptophan und damit mehr Serotonin ins Gehirn kommt, deshalb haben Sie ab jetzt gute Laune.

Stoffwechsel

Darunter versteht man sämtliche biochemischen Vorgänge im Körper, die durch die zugeführte Nahrung in Gang gesetzt werden und die dem Aufbau und der Erhaltung von Körpersubstanz und -funktionen dienen.

Süßstoff

Süßstoff, egal ob Cyclomat, Saccharin oder Aspartam (auf Eiweißbasis), steht im Verdacht, den Süßhunger zu schüren. Wer unter Süßhunger leidet und mit Süßstoff gesüßte Süßspeise ißt, wird seinen Süßhunger schwer los. Es hat sich herausgestellt, daß richtiger Zucker diesen Süßhunger besser besänftigt. Diabetiker müssen auf Zucker verzichten und auf Fruchtzucker oder Zuckeraustauschstoffe zurückgreifen.

Vitamine

Vitamin A: In Möhren, Spinat, Grünkohl, Feldsalat und Leber enthalten. Gut für Augen, Haut, Schleimhäute und Immunsystem. Vitamin-A-haltige Lebensmittel immer mit etwas Fett zubereiten, damit der Körper es aufnehmen kann (fettlösliches Vitamin).

Vitamin B: Acht verschiedene gibt es. Hauptsächlich in Fleisch, Brot, Kartoffeln, Gemüse, Milch und Fisch. Zuständig für das Funktionieren des Nervensystems und die Blutbildung und -gerinnung.

Vitamin C: In Gemüse und Obst, besonders in Zitrusfrüchten, in Paprikaschoten und Kartoffeln. Wichtig für die Abwehr von Infektionskrankheiten, verbessert die Eisenaufnahme.

Vitamin D: In Fisch, Eigelb, Käse, Butter, Margarine. Wichtig für Knochenbildung und Zähne, besonders im Zusammenhang mit Kalzium. Wichtiges Vitamin gegen Osteoporose.

Vitamin E: In fast allen Lebensmitteln, besonders in Keimölen und grünem Gemüse. Ist das Rostschutzmittel für die Zellen, deshalb wichtig für den Stoffwechsel.

Vitamin K: In Leber, grünem Gemüse, Fleisch und Fisch. Verantwortlich für die Blutgerinnung, bringt die Blutung zum Stoppen, wenn Sie sich in den Finger schneiden.

Vitaminerhalt

Je frischer ein Gemüse, desto mehr Vitamine sind drin. Gemüse und Obst müssen schonend behandelt werden, wenn die Vitamine erhalten bleiben sollen. Bei langer Lagerung, besonders an Licht und Luft, werden die Vitamine zerstört. Gemüse und Obst immer möglichst schnell nach dem Einkaufen verbrauchen. Dunkel und kühl (möglichst im Kühlschrank) aufbewahren. Geputztes Gemüse nicht lange im Wasser liegenlassen, nicht zu lange kochen. TK-Gemüse verliert auch langsam seine Vitamine, spätestens nach drei Monaten verbrauchen.

Wasser

Der Körper braucht dringend Wasser. Als Lösungs-, Transport- und Kühlmittel. Täglich scheidet er etwa 2,5 Liter aus. Die Hälfte der Verluste wird durch die feste Nahrung wieder zugeführt. Der andere Teil muß über die Trinkmenge ausgeglichen werden. Mineralwasser ist hier das beste Mittel. Verdünnte Fruchtsäfte bringen noch ein paar Vitamine. Kaffee und alle Sorten Tee sind erlaubt – allerdings in Maßen, weil sie anregende Stoffe (Coffein, Theobromin) enthalten.

FRÜHSTÜCK

MITTAGESSEN

ABENDESSEN

EXTRAS

Brote

Warme Gerichte

Suppen

Salate

Süßspeisen